*Sobre as escolas de medicina
para os iniciantes*

FUNDAÇÃO EDITORA DA UNESP

Presidente do Conselho Curador
Mário Sérgio Vasconcelos

Diretor-Presidente / Publisher
Jézio Hernani Bomfim Gutierre

Superintendente Administrativo e Financeiro
William de Souza Agostinho

Conselho Editorial Acadêmico
Divino José da Silva
Luís Antônio Francisco de Souza
Marcelo dos Santos Pereira
Patricia Porchat Pereira da Silva Knudsen
Paulo Celso Moura
Ricardo D'Elia Matheus
Sandra Aparecida Ferreira
Tatiana Noronha de Souza
Trajano Sardenberg
Valéria dos Santos Guimarães

Editores-Adjuntos
Anderson Nobara
Leandro Rodrigues

CLÁUDIO GALENO

Sobre as escolas de medicina para os iniciantes

Tradução, apresentação e comentários
Rodrigo Pinto de Brito e Sussumo Matsui

Revisão técnica
Carol Martins da Rocha

© 2022 Editora Unesp

Título original: ΠΕΡΙ ΑΙΡΕΣΕΩΝ ΤΟΙΣ ΕΙΣΑΓΟΜΕΝΟΙΣ

Direitos de publicação reservados à:

Fundação Editora da Unesp (FEU)
Praça da Sé, 108
01001-900 – São Paulo – SP
Tel.: (0xx11) 3242-7171
Fax: (0xx11) 3242-7172
www.editoraunesp.com.br
www.livrariaunesp.com.br
atendimento.editora@unesp.br

Dados Internacionais de Catalogação na Publicação (CIP)
de acordo com ISBD
Elaborado por Vagner Rodolfo da Silva – CRB-8/9410

G153s

Galeno
    Sobre as escolas de medicina para os iniciantes / Cláudio Galeno; traduzido por Rodrigo Pinto de Brito, Sussumo Matsui. – São Paulo: Editora Unesp, 2022.

    Inclui bibliografia.
    ISBN: 978-65-5711-122-2

    1. Filosofia. 2. Filosofia da medicina. 3. Galeno. I. Brito, Rodrigo Pinto de. II. Matsui, Sussumo. III. Título.

2022-643   CDD 100
                                                       CDU 1

Editora afiliada:

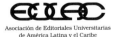

Sumário

Apresentação . 7

Abreviaturas e referências . 23

Sobre as escolas [de medicina] para os iniciantes . 27

Comentários . 77

Referências bibliográficas . 107

Apresentação

I

Galeno nasceu em Pérgamo, cidade que à época de seu nascimento era notoriamente conhecida por uma monumental biblioteca — concorrente de Alexandria — e pelo abalizado *Asclepeion*, templo/"hospital" dedicado ao deus Asclépio. Seu bisavô fora agrimensor e seu avô era a autoridade maior de uma guilda de carpinteiros. Nikon, seu pai, era um arquiteto rico e iniciou seu filho no estudo da filosofia quando o jovem tinha catorze anos. Segundo Galeno, sua mãe era perturbada emocional e fisiologicamente, a ponto de morder os próprios nervos (Nutton, 2004, p.217).

Em Alexandria, Galeno foi cirurgião dos gladiadores e, conforme ele conta, apenas dois morreram em suas mãos, enquanto dezesseis feneceram sob os cuidados do seu predecessor (Nutton, 2004, p.185). Em suas viagens, entrou diretamente em contato com os escritos de Homero, Tucídides, Platão e Aristóteles, além de ter podido conhecer as obras de todos os poetas, retóricos e médicos que escreveram antes dele e contemporaneamente a ele.

Podemos resumir os seus passos da seguinte forma:

129/130 – Nascimento em Pérgamo.

130-143 – Educação com concentração em matemática, geometria e lógica sob a supervisão do seu pai.

143-147 – Estudos de filosofia platônica, aristotélica, estoica e epicurista.

147-149 – Início dos estudos médicos.

149-157 – Viagem a Esmirna, Corinto e Alexandria.

157-161 – Galeno se torna médico dos gladiadores em Pérgamo.

162-166 – Primeira estadia em Roma.

166/167 – Retorna à cidade de Pérgamo.

168-? – Período da vida sobre o qual temos poucas informações. Possivelmente esteve sob os auspícios de Marco Aurélio em uma segunda estadia em Roma. Foi a época em que Galeno escreveu a maioria de suas obras.

216-217 – Morte (local, data exata e causa da morte são desconhecidos).

Depois do ano de 168, ele foi médico de Marco Aurélio – fato sobre o qual o imperador silencia nas suas *Meditações*. Essa lacuna da vida de Galeno, bem como a escassez de referências ao médico de Pérgamo, fez Scarborough (1981, p.1-31) colocar em dúvida a autobiografia e a reputação de Galeno em sua época, abrindo assim a *Questão Galênica*. Matsui (2018, p.27-41), por sua vez, ressaltou que o objetivo principal do médico de Pérgamo era apresentar a si mesmo como uma figura do médico-filósofo – imagem de Hipócrates que Galeno desejava refazer.

Apesar desses problemas levantados, há um consenso de que Galeno deu uma nova forma à medicina grega em Roma (Nutton, 2004, p.216). Ainda assim, jamais abandonara as

especulações filosóficas, visto que para ele o excelente médico também deveria ser filósofo (Gal.*Med.Phil.* 1). Agora, cumpre-nos perguntar, qual tipo de filosofia esse médico deveria seguir?

O médico de Pérgamo confessa que durante a juventude a sua mente ficou conturbada ao entrar em contato com inúmeras doutrinas filosóficas. Essa perturbação desapareceu no momento em que ele iniciou o estudo de verdades eternas, a matemática e a geometria (Gal.*Med.Phil.* 1). A "doutrina" filosófica que mais se adequava a essa exigência, em sua época, era o Platonismo. Por esse motivo ele se jactava ao ser chamado de platônico (Vegetti, 2003, p.9-28). Em sua autobiografia, orgulhava-se de ter estudado com o pupilo de Gaio (De Lacy, 1972, p.27-39). Em Esmirna, Galeno frequentou as aulas de Albino (Gal. *Libr.Prop.* 2) e presenteou um amigo platônico com dois de seus livros (Gal. *Libr.Prop.* 1).

Todavia, ele criticava os platônicos com a mesma ferocidade com que criticava as outras seitas, em razão de eles estarem mais preocupados em defender as doutrinas do grupo do que descobrir a verdade (Gal. *PHP* 9. 7, Gal. *Libr.Ord.* 1. 12) e porque eles se tornaram inferiores aos matemáticos na lógica (Gal. *PHP* 8. 1; Gal. *Libr.Prop.* 11). De fato, a filosofia e o método de Galeno são ecléticos, devido às influências do aristotelismo, do estoicismo, do hipocratismo e do platonismo (Vegetti, 2003, p.18; Frede, 1987, p.279-98).

2

Talvez poucos exemplos sejam melhores para elucidar o impacto dos escritos galênicos do que a vida e a obra de um gigante esquecido: Ḥunayn ibn Isḥāq, um cristão nestoriano

que viveu no século IX, entre 809-873, na região em que hoje está localizado o Iraque. Nos seus 64 anos de vida, Hunayn, especialista em grego, siríaco, árabe e persa, traduziu e epitomou cerca de 130 obras de Galeno, além da *República* de Platão e as *Categorias* de Aristóteles, entre outras dezenas de obras desses dois filósofos.

Se os números não forem suficientemente persuasivos para demonstrar a magnitude do trabalho de Hunayn, talvez possamos ilustrar essa magnitude de outra forma: lembremos que Avicena, Maimônides e Averróis eram médicos de profissão, bastante bem-sucedidos na área e escreveram obras inspiradas pelo impacto da literatura galênica, inovando em inúmeros aspectos – sobretudo na saúde pública –, fazendo que o mundo árabo-judaico dispusesse de avanços que inexistiam na Europa cristã ocidental. Mas Avicena, Maimônides e Averróis não leram Galeno em grego, língua na qual suas obras foram escritas originalmente; em vez disso, em grande medida partiram ou das traduções de Hunayn ou de paráfrases e resumos delas.

Também ilustrativo é pensar que Francisco Sanches, filósofo médico português ativo nos séculos XVI e XVII, em seus ataques céticos contra o aristotelismo, diante de um horizonte aporético resultante de suas invectivas, propõe uma espécie de método galênico. Tal método seria absolutamente desconhecido dele se não existissem as traduções latinas de Galeno, então feitas a partir do árabe, assim como da obra do próprio Aristóteles atacado por ele – ambos, Galeno e Aristóteles, transmitidos graças a Hunayn.

É, então, ao ler uma das traduções de Galeno para o árabe, vertido pelas mãos de Hunayn, que nos deparamos com a presença de Sexto Empírico no texto. Não que tenha havido uma

alusão indireta a Sexto ou ao ceticismo: Sexto é citado nominalmente e a ele é atribuído o legado de ter "levado a seita médica dos empiristas à perfeição". Neste ponto, interessa-nos mencionar Sexto em conexão com Galeno, pois tanto o primeiro pode ser útil para entendermos o *Empirismo* aludido na presente tradução, quanto o segundo pode ser útil para entendermos o papel da *medicina* nos escritos céticos (dos quais três já têm traduções para o português brasileiro, também pela Editora Unesp. Vale dizer que tais traduções acabaram por determinar nossa metodologia de trabalho aqui: cf. Sexto Empírico, 2013, 2015, 2019).

Convém abrir aqui um parêntese: é bem sabido que Avicena, Maimônides e Averróis enfatizaram ainda mais que Galeno o aspecto empírico do ofício do médico. Fizeram isso com o intuito de avançar um aspecto crucial da medicina que foi aprimorado por um sujeito sobre o qual eles não tinham qualquer informação: "Sexto, cognominado Empírico", considerado estritamente médico empirista, e não um filósofo cético pirrônico. A menção a Sexto em Hunayn aparece em sua tradução de *De Sectis*, de Galeno — nome pelo qual seu ΠΕΡΙ ΑΙΡΕΣΕΩΝ ΤΟΙΣ ΕΙΣΑΓΟΜΕΝΟΙΣ ficou conhecido no Ocidente.

Comentando sua própria tradução, Hunayn nos informa que especificamente essa tradução de *De Sectis* era crucial para a organização curricular das escolas de medicina que já existiam e mesmo das que potencialmente viriam a ser abertas. De fato o foram, nos anos, décadas e séculos seguintes, na China, na Rússia, nas estepes asiáticas, na Índia, na África mediterrânea, no Oriente Médio e na Europa Mediterrânea.

O fato é que Hunayn seguia de perto o próprio Galeno. Este, comentando seus próprios livros, sua ordem e sua uti-

lidade para o aprendizado da medicina, frequentemente afirmou que o estudo da medicina deveria começar por *De Sectis*, pelo fao de essa obra introduzir as discussões metodológicas e epistemológicas aos debutantes na área. Porém, embora Hunayn tenha pretendido seguir Galeno de perto – algo que de fato fez e que lhe proporcionou a escrita de sua obra própria sobre medicina, com cerca de 30 livros, notadamente na área da oftalmologia –, ele falhou em ao menos um aspecto. Escapou a Hunayn o fato de que a tradução de *De Sectis* de Galeno, na qual, como vimos, menciona-se Sexto "cognominado Empírico", não era realmente uma tradução de *De Sectis*. Em vez disso, o que Hunayn nomeou como *De Sectis* era uma tradução dessa obra, mas com a sobreposição de outra: a *Introductio seu medicus*, atribuída a Galeno. O procedimento de sobreposição das duas obras se justificaria pelo fato de que se, por um lado, em *De Sectis* Galeno explica os *modi operandi* das seitas médicas, por outro, é somente em *Introductio* que ele faz uma espécie de genealogia dos principais intelectuais dessas seitas. Então, sobrepondo as duas obras, Hunayn pretendia suplementar as digressões metodológicas de *De Sectis* com uma cronologia retirada de *Introductio*, facilitando aos médicos debutantes o entendimento não apenas dos argumentos, mas também de quem os propôs ou reviu.

No entanto, o que nem Hunayn nem Avicena, Maimônides, Averróis, Francisco Sanches ou qualquer um sabia ao certo, até a década de 30 do século XIX, é que *Introductio seu medicus* não foi escrito por Galeno; somente entre 1820-1830 é que a autoria de *Introductio* por Galeno foi refutada por Karl Gottlob Kühn (1821-1833), a quem se deve a fixação textual das obras completas de Galeno, totalizando três milhões de palavras –

ou seja, quase 50% de todo o volume da língua grega antiga que chegou até nós.

Então, tendo todo esse périplo em mente, gostaríamos de convidar leitoras e leitores a apreciarem *De Sectis*, ΠΕΡΙ ΑΙΡΕΣΕΩΝ ΤΟΙΣ ΕΙΣΑΓΟΜΕΝΟΙΣ, ou, mais simplesmente, "Sobre as escolas [de medicina] para os iniciantes".

3

O ponto de partida de Galeno é a constatação de que, não obstante as vertentes e as teorias médicas de sua época, a medicina, enquanto *arte*, tem um escopo – que é a saúde – e uma finalidade – que é a posse dessa saúde. Daí ser necessário que os médicos saibam como restaurar a saúde, quando ela não está disponível, e mantê-la, quando está.

Isso se faz, desde muitos séculos antes do próprio Galeno, utilizando-se uma série de ferramentas, por exemplo: medicamentos e remédios para recuperar a saúde, e dietas, para conservá-la. Para essa recuperação ou conservação, inequivocamente o médico precisa conhecer como funcionam essas ferramentas e suas propriedades, bem como o funcionamento das doenças, suas caracteríticas e seus sintomas. Ou seja, requer-se o conhecimento tanto daquilo que de modo geral diz respeito à saúde, quanto daquilo que diz respeito ao seu oposto: a doença.

Contudo, se isso é inequívoco, o mesmo não se pode dizer a respeito dos pontos de vista acerca dos modos de se obter conhecimento, pois aí há muitas divergências, suscitando, *grosso modo*, duas grandes abordagens epistemológicas e metodológicas entre os médicos. Uma delas é Empirista e a outra, Racionalista, as quais, por seu turno, engendraram a formação de dois grupos,

escolas ou seitas distintas de médicos, segundo a concepção de conhecimento e de método a que aderem: os Médicos Empiristas e os Médicos Racionalistas.

Então, tendo isso em vista, pode-se seguramente dizer que *De Sectis* é uma obra que versa sobre as características das epistemologias dos Empiristas e dos Racionalistas, e também sobre as peculiaridades das suas respectivas metodologias, que servem de guias para a operacionalização prática das epistemologias, as quais, por sua vez, servem como fundamento teórico para as metodologias.

Assim, Galeno oferece-nos um relato sobre as epistemologias e as metodologias dos Empiristas e dos Racionalistas, mostrando suas divergências e convergências, frequentemente recorrendo a exemplos e à história dessas escolas. Além disso, acrescenta uma apresentação e invectiva contra uma terceira escola, a Metódica, dando voz aos ataques Empiristas e Racionalistas direcionados a ela.

Quanto aos Empiristas, para eles a experiência basta para se fazer medicina, e, na perspectiva de descobrir medicamentos, a escola Empirista opera por meio de experimentos. Porém, é comum nomear a escola Empirista também de Observante e de Memorativa.

Os médicos Empiristas, Observantes ou Memorativos pensavam que a arte da medicina funcionava do seguinte modo: primeiramente observou-se como se davam as afecções, concluindo-se que umas ocorriam espontânea ou naturalmente, outras por acaso. As "afecções naturais" se passam tanto com pessoas doentes quanto com saudáveis e incluem, por exemplo, sangramentos nasais, sudoreses e diarreias, mas sem se saber ao certo quais as suas causas, percebendo-se, no entanto, que

podem ser tanto benéficas quanto maléficas. Por outro lado, as "afecções casuais" têm a causa manifesta, como quando há uma hemorragia causada por um ferimento em um acidente, ou quando se bebe água com limão — sentindo-se a pessoa inicialmente empanzinada —, e, em seguida, tem-se a sensação de alívio e de bem-estar. Assim como com as "afecções naturais", as "casuais" podem ser benéficas ou danosas, e como ambas ocorrem sem haver deliberação ou escolha por parte do paciente ou do médico, elas são classificadas no grupo das "afecções incidentais", ou "experiências incidentais", havendo assim, nesse aspecto, uma sobreposição nítida entre "afecção" e "experiência". Além das experiências ou afecções incidentais, há as "improvisadas" — quando algo é deliberadamente experimentado, motivado por *insights* ou suposições — e as "imitativas", quando propositalmente se repete algo que foi percebido como eficaz quando houve as "experiências incidentais" e/ou as "improvisadas". De fato, Galeno nos informa (*De Sectis*, I.67) que o principal constituinte da concepção Empirista de medicina é a "experiência imitativa". Assim, desde que algo é observado como sendo benéfico — seja "casualmente", "naturalmente", ou "supostamente" —, repete-se sua ministração deliberada e recursivamente, em caráter experimental. Depois disso, os resultados, descobertos como benéficos por meio da repetição da experiência, tornam-se objeto de "rememoração", que é considerada um "teorema" e componente confiável da medicina.

No mais estrito acordo com as concepções helenísticas de *arte/ofício*, a "medicina", enquanto tal, era considerada um compilado de teoremas. Mas no caso dos Empiristas, enfatizamos, os teoremas são as "memórias", "memorandos" ou "rememo-

rações" dos procedimentos repetidos recursivamente. Se a medicina é então uma espécie de compilado ou de coletânea, o compilador, por sua vez, é o médico. À coletânea, que era uma rememoração do que foi observado recursivamente, dava-se o nome de "autópsia", e quando o médico-compilador se debruçava sobre suas próprias anotações e compilados de memórias, ele fazia o autoexame e a observação de si abrangidos pela semântica de "autópsia" como "intro-specção".

Ademais, as coletâneas não só *podiam* circular entre os médicos, como encorajava-se essa circulação, aumentando o acesso à informação; tal consulta ao bloco alheio de notas era chamado "história", por conter um relato de estudos de caso.

Ainda assim, era evidentemente frequente depararem-se com doenças que não haviam ainda sido registradas, algo agravado pela itinerância inerente ao ofício à época. Esse ineditismo de várias doenças ligava-se necessariamente à insuficiência, e mesmo inexistência, de experimentos e observações consistentes que permitissem um diagnóstico e uma terapia mais ou menos precisos. Então, diante desse problema bastante comum, os médicos Empiristas operavam pela "transição para o semelhante", que permitia, em casos de ausência de dados sólidos, transferirem para afecções que se assemelhassem uma terapia que já se comprovou eficaz. Deixemos Galeno falar:

> Porém, uma vez que se deparavam com algumas doenças que não haviam sido vistas anteriormente ou com outras que eram conhecidas, mas em locais nos quais não havia provisão de medicamentos observados por meio de experimentos, criaram um instrumento para descobrir remédios: a transição para o semelhante, com ajuda da qual frequentemente transferem o mesmo remédio

de uma afecção a uma afecção <semelhante>, de lugar a lugar [afetado] e de um remédio previamente conhecido vão para um parecido. De afecção a afecção, como se passassem da erisipela ao herpes, de lugar a lugar [afetado]; como [se passassem] do braço à coxa, de remédio a remédio assim como, na diarreia, da maçã à nêspera. Toda essa transição é um caminho para a descoberta, mas a descoberta nunca antecede o experimento. (*De Sectis*, 1.68.1)

A última frase dessa citação contém um alerta: nada é passível de ser descoberto se não for investigado, e nada pode ser investigado sem experimentos. Ora, como já dito, nos casos em que a transição para o semelhante se faz necessária, ela ocorre por haver uma ausência de teoremas, que, como vimos, são resultado de compilações de dados recorrentemente experimentados. Não obstante, a própria ausência de dados prévios não autoriza que a transição para o semelhante seja uma espécie de sucedâneo do experimento. O experimento é insubstituível, e nesse caso deveria ser implementado após a transição para o semelhante, gerando então a descoberta.

Ou seja, há dois modos de se descobrir algo, que emergirão após a recapitulação que faremos do método dos Empiristas:

I. Observa-se como as afecções ocorrem, podendo ser: a- "afecções incidentais", que abrangem as a.1- "afecções naturais" e a.2- "afecções casuais"; ou b- "afecções improvisadas"; ou c- "afecções imitativas".

II. As afecções imitativas tentam reproduzir os resultados observados quanto às incidentais e as improvisadas, sendo o pilar da medicina Empírica, a partir do qual:

III. Repete-se algo recursivamente, em caráter experimental.

IV. A partir disso, os resultados dos experimentos são compilados, podendo ser "rememorados".
V. A rememoração é um teorema, ou seja, um componente confiável e axiomático da medicina.
VI. O médico é o compilador.
VII. O exame de suas próprias anotações é "autópsia" e o seu compartilhamento, na forma de relato, é "história/relato".

O procedimento da "descoberta" ocorre entre os passos IV e V; é resultado de experimentos e tem o papel de estruturar a rememoração e dar a ela o seu caráter axiomático. Mas isso ocorre em situações ideais de operacionalização, quando os médicos possuíam acervo adequado para consulta das "histórias/relatos" acerca das afecções. Em casos nos quais não há tal acervo, estão disponíveis somente suas próprias anotações a consultar – ou seja, somente a "autópsia" ou autoexame –, não havendo previsibilidade diante de novas afecções, ou de novas terapias para velhas afecções, ou para os lugares em que se dão as afecções ou em que se pretende aplicar as terapias. Por tais coisas não terem sido ainda satisfatoriamente observadas, nesses casos, aos médicos que já tinham um alto nível de perícia na escola Empirista era facultada a ação seguindo o procedimento da transição para o semelhante. Assim, nesses casos, o esquema proposto anteriormente mudaria:

I. Idem I acima.
II. Afecções, terapias ou locais afetados são inéditos.
III. Aplica-se a transição para o semelhante.
IV. Se o resultado da transição for satisfatório, fazem-se experimentos, repetindo a transição recorrentemente.

V. Idem IV acima.
VI. Idem V acima.
VII. Idem VI acima.
VIII. Idem VII acima.

Quanto à escola Racionalista, também usualmente conhecida como Dogmática e Analogística, para ela a razão bastaria para se fazer medicina, defendendo a possibilidade de se descobrirem novos medicamentos por meio da chamada "indicação". Assim, médicos Racionalistas ou Dogmáticos pretendiam extrair indicações terapêuticas a partir de elementos que forneceriam pistas para isso, como: "a natureza do corpo que se pretende curar", bem como as *dynameis* ou propriedades desses corpos, e também todas (simplesmente todas) as causas que podem tornar afecções efetivas. Além disso, pretendiam conhecer as circunstâncias gerais que circundavam os enfermos: qualidade do ar, da água, peculiaridades dos locais em que habitam, seus hábitos, como se alimentam e como bebem. Todo esse conhecimento, inventariado, suscitaria, segundo a percepção dos Racionalistas sobre seu ofício, o ferramental pleno para descoberta das causas de todas as doenças (*De Sectis*, 1.69.15). Eis então que a concepção Racionalista do perito é um médico que conheça plenamente todos os aspectos supramencionados.

Galeno o explica por meio de um exemplo, o qual vale a pena citar por seu didatismo:

> Como a partir de um pequeno exemplo vê-se o todo, assumamos que uma parte do corpo esteja com uma dor penosa, persistente e com volume aumentado. Nesse caso, o médico deve procurar, antes de tudo, a causa, [a saber,] que algum líquido

excessivo fluiu para [essa] parte, contra a natureza, inchando-a e esticando-a, levando à dor. Então, por um lado, se continuar a fluir, [o médico precisa] reter o fluxo. Por outro lado, se não [continuar a fluir], [deve] imediatamente esvaziar a parte. Então, como prevenir o que ainda flui, [ou] esvaziar o que já está acumulado? Esfriando e comprimindo-se a parte, por um lado, o fluxo será retido; aquecendo e relaxando, por outro lado, o acúmulo será esvaziado. Desse modo, a partir da própria disposição se dá a indicação do que lhes vem a ser favorável. (*De Sectis*, 1.70.1)

Mas, infelizmente, as coisas não são tão simples, e a disposição geral da enfermidade não basta para a indicação da terapia. Esta pode variar conforme as circunstâncias, de modo que, como já dito, deve-se fazer um levantamento preciso da "força do enfermo", da sua idade, da sua natureza, da estação do ano em vigor, da natureza do lugar em que se está, dos hábitos e dos costumes.

Então, para os Dogmáticos, da consideração de todos esses supramencionados aspectos advém já a indicação do favorável. Para os Empiristas, não, pois, para eles, a partir de tudo isso sugerem-se mais observações. Então, voltando ao exemplo da febre, o conjunto de seus sintomas é considerado uma síndrome a partir da qual o dogmático procede ao "esvaziamento", e o Empirista procede à rememoração da observação, e somente após essa rememoração, transformada em teorema, é que o Empirista procederá ao esvaziamento.

Então, em termos gerais, podemos perceber que Dogmáticos e Empiristas empregam os mesmos remédios para as mesmas afecções (*De Sectis*, 1.73.1). A divergência é a respeito de sua concepção de descoberta, uma vez que para os Dogmáticos

a indicação da causa das enfermidades advém da própria natureza dessa enfermidade, manifesta através de determinados sintomas. Por seu turno, os Empiristas rejeitam a pretensão de se descobrir o imanifesto (ou não evidente) pelo manifesto (ou *phainomenon*). Desse modo, Empiristas se atêm ao *phainomenon*, e rememoram aquilo que foi outrora objeto de suas observações, de seu campo fenomênico.

Outra característica notável da abordagem dos Dogmáticos é a busca pela "causa antecedente", que se origina antes da própria doença. Por exemplo, no caso de uma ferida, aparentemente ordinária, mas na verdade causada pela mordida de um animal peçonhento, pois, no começo, uma ferida causada pela mordida de uma cobra ou de um cão raivoso não difere em nada, em seu aspecto externo, de outra ferida qualquer, até advirem as afecções mortais. Mas não se pode esperar essas afecções mortais surgirem para se estar certo sobre a peculiar natureza da ferida, pois aí já será tarde demais. Ao contrário, deve-se já conhecer essa peculiar natureza quando se inicia o tratamento, pois a forma de ministrá-lo é condicionada pela sua natureza. Outro exemplo ilustrativo: no caso de a ferida ser ordinária, apressa-se em fechá-la, cicatrizando-a. Mas se for uma ferida causada por animal peçonhento, ao contrário, deve-se mantê-la aberta e proceder à sangria para expelir o veneno. Como não se pode demorar para proceder à expulsão, é necessário saber desde o começo que a natureza da ferida requer sangria.

Assim, podemos seguramente dizer que a obra aqui traduzida é uma rica fonte tanto para compreensão dos tratamentos médicos práticos acerca dessas supramencionadas afecções, como também para o entendimento dos fundamentos teóricos e metodológicos que os norteavam.

4

A tradução que se segue de ΠΕΡΙ ΑΙΡΕΣΕΩΝ ΤΟΙΣ ΕΙΣΑΓΟΜΕΝΟΙΣ, de Cláudio Galeno (ou Galeno de Pérgamo, 129-217 d.C.), é feita a partir do texto fixado por Karl Gottlob Kühn (Kühn, K. G. *Galeni opera omnia*, v.I-XX, Leipzig: B. G. Teubneri, 1821-1833). Gostaríamos de observar que nela utilizamos parênteses angulares (< >) para sinalizar as ementas textuais do editor e colchetes ([ ]) para sinalizar as nossas.

Contamos com a revisão técnica de Carol Martins da Rocha (Letras Clássicas – Latim, UFJF), a quem agradecemos.

Rodrigo Pinto de Brito (UFRRJ)
Sussumo Matsui (UnB/Universidade de Coimbra)

Abreviaturas e referências

A.Pr. = Ésquilo, *Prometeu acorrentado*
Arist.EN = Aristóteles, *Ética a Nicômaco*
Arist.Fr. = Aristóteles, *Fragmentos*
Arist.HA = Aristóteles, *História dos animais*
Arist.Pol. = Aristóteles, *Política*
Arist.Rh. = Aristóteles, *Retórica*
BDAG = Montanari, F. *The Brill Dictionary of Ancient Greek*. Leiden: Brill, 2015.
Beekes = *Etymological Dictionary of Greek*. Leiden: Brill.
Cels.prooem. = Celso, *Sobre medicina* (proêmio)
CH = *Corpus hippocraticum*
Chantraine = *Dictionnaire Étymologique de la Langue Grecque*: histoire des mots. Paris: Klincksieck, 1968.
Chrysipp.Stoic. = *Stoicorum Veterum Fragmneta*. Volumen II. Chrysippi Fragmenta Logica et Physica. Stuttgart: D. G. Teubner, 1964.
Cic.Att. = Cicero, *Epístolas a Ático*
CGL = Diggle, J. *The Cambridge Greek Lexicon*. Cambridge: Cambridge University Press, 2021.

CMG = *Corpus Medicorum Graecorum*

DK = Diels, H.; Kranz, W. *Die Fragmente Der Vorsokratiker*: Mit Nachtrag Von Walther Kranz Band I. New edition. Zürich: Weidmannsche Verlagsbuchhandlung, 1992.

D.L. = Diógenes Laércio, *Vidas dos Eminentes Filósofos*

DELG = Chantraine, P. *Dictionnaire Étymologique de la Langue Grecque*: histoire des mots. Paris: Klincksieck, 1968.

DMTG = Durling, R. J. *A Dictionary of Medical Terms in Galen*. Leiden: Brill, 1993.

EDG = Beekes, R. *Etymological Dictionary of Greek*. Leiden: Brill, 2010.

Ep. = Unsener, H. *Epicurea*. Cambridge: Cambridge University Press, 2010 (1887).

Gal. X K8 = Galeno, *De methodo medendi* = MM [Edição de Kuhn vol. X].

Gal. XIV K 684 = Pseudo-Galeno, *Introductio sive medicus* = Int. [Edição de Kuhn vol. XIV].

Gal.*Libr.Ord*. = Galeno, *Sobre a ordem dos meus livros*

Gal.*Libr.Prop*. = Galeno, *Sobre meus livros*

Gal.*Med.Phil*. = Galeno, *Que o melhor médico também é um filósofo*

Gal.*MM* = Galeno, *Sobre o método da medicina*

Gal.*PHP* = Galeno, *Opiniões de Platão e de Hipócrates*

Gal.*Subf.Emp*. = Galeno, *Subfiguratio Empirica (Esboço do Empirismo)*. Edição de K. Deichgräber, *Die griechische Empirikerschule*. Berlin, 1930.

Hdt. = Heródoto, *História*

Hom.*Il*. = Homero, *Ilíada*

Hom.*Od*. = Homero, *Odisseia*

Hp.*Acut*. = Hipócrates, *Sobre a dieta nas enfermidades agudas*

Hp.*Aër*. = Hipócrates, *Sobre os ares, as águas e os lugares*

Hp.*Aff.* = Hipócrates, *Sobre as afecções*
Hp.*Alim.* = Hipócrates, *Sobre o alimento*
Hp.*Aph.* = Hipócrates, *Aforismos*
Hp.*de Arte* = Hipócrates, *Sobre a arte*
Hp.*Decent.* = Hipócrates, *Sobre o decoro*
Hp.*Epid.* = Hipócrates, *Sobre as epidemias*
Hp.*Flat.* = Hipócrates, *Sobre os ventos*
Hp.*Haem.* = Hipócrates, *Sobre as hemorroidas*
Hp.*Medic.* = Hipócrates, *Sobre o médico*
Hp.*Mul.* = Hipócrates, *Sobre as enfermidades femininas*
Hp.*Nat.Hom.* = Hipócrates, *Sobre a natureza do homem*
Hp.*Praec.* = Hipócrates, *Sobre os preceitos*
Hp.*Prog.* = Hipócrates, *Sobre o prognóstico*
Hp.*Vict.* = Hipócrates, *Sobre o regime*
Hp.*VM* = Hipócrates, *Sobre a medicina antiga*
IH = Kühn, J. H.; Fleischer, U. *Index Hippocraticus*. Gottingen: Vandernhoeck & Ruprecht, 1989.
LSJ = *A Greek-English Lexicon*. Oxford: Clarendon Press, 1996.
Pl.*Lys.* = Platão, *Lísias*
Pl.*Phdr.* = Platão, *Fedro*
Pl.*Prt.* = Platão, *Protágoras*
Pl.*R.* = Platão, *República*
Pl.*Ti.* = Platão, *Timeu*
Plin.*HN* = Plínio, *História Natural*
VMGA = Caruso, E. *Vocabolario Monolingue di Greco Antico*. Roma: Emiliano Caruso, 2014.
Zeno.*Stoic.* = Zenão, Ed. H. von Armin.

Sobre as escolas [de medicina] para os iniciantes

ΠΕΡΙ ΑΙΡΕΣΕΩΝ ΤΟΙΣ ΕΙΣΑΓΟΜΕΝΟΙΣ

1.64.1 // (I) Τῆς ἰατρικῆς τέχνης σκοπὸς μὲν ἡ ὑγίεια, τέλος δ' ἡ κτῆσις αὐτῆς. ἐξ ὧν δ' ἄν τις ἢ μὴ παροῦσαν ὑγίειαν ἐργάζοιτ' ἢ παροῦσαν διαφυλάττοι, γιγνώσκεσθαι μὲν ἀναγκαῖον τοῖς ἰατροῖς· καλεῖται δὲ τὰ μὲν ἐργαζόμενα τὴν μὴ οὖσαν ὑγίειαν ἰάματά τε καὶ βοηθήματα, τὰ δὲ φυλάττοντα τὴν οὖσαν [ὑγίειαν] ὑγιεινὰ διαιτήματα. ταῦτ' ἄρα καὶ αὐτὴν τὴν ἰατρικὴν ἐπιστήμην ὑγιεινῶν καὶ νοσερῶν ὁ παλαιὸς λόγος φησίν, ὑγιεινὰ μὲν καλῶν τά τε φυλάττοντα τὴν οὖσαν ὑγίειαν καὶ τὰ τὴν

1.65.1 διεφθαρμένην ἀνασώζοντα, // νοσερὰ δὲ τἀναντία τούτων· δεῖται γὰρ ἀμφοῖν ὁ ἰατρὸς τῆς γνώσεως ὑπὲρ τοῦ τὰ μὲν ἑλέσθαι, τὰ δὲ φυγεῖν. ὅθεν δ' <ἂν> τὴν τούτων ἐπιστήμην ἐκπορίσαιτο, οὐκέθ' [ὁμοίως] ὁμολογεῖται παρὰ πᾶσιν, ἀλλ' οἱ μὲν τὴν ἐμπειρίαν μόνην φασὶν ἀρκεῖν τῇ τέχνῃ, τοῖς δὲ καὶ ὁ λόγος οὐ σμικρὰ δοκεῖ συντελεῖν. ὀνομάζονται δ' οἱ μὲν ἀπὸ τῆς ἐμπειρίας μόνης ὁρμώμενοι παρωνύμως ἐκείνης ἐμπειρικοί, ὁμοίως δὲ καὶ οἱ ἀπὸ τοῦ λόγου λογικοὶ καὶ δύο εἰσὶν αὗται πρῶται τῆς ἰατρικῆς αἱρέσεις, ἡ μὲν ἑτέρα διὰ πείρας ἰοῦσα πρὸς τὴν τῶν ἰαμάτων εὕρεσιν, ἡ δ' ἑτέρα δι'

Sobre as escolas [de medicina] para os iniciantes

1.64.1 // (**I**) O escopo da arte[1] médica é a saúde,[2] e sua finalidade,[3] a sua posse. É necessário que os médicos saibam como fazer a saúde advir, quando ausente, ou como mantê-la, quando presente. Chama-se de medicamentos[4] e de remédios[5] o que suscita a saúde quando está ausente, e de dietas[6] saudáveis o que mantém [a saúde] quando presente. Eis por que o antigo relato[7] diz que a medicina é a ciência das coisas saudáveis e das nocivas,[8] sendo chamadas de saudáveis as

1.65.1 que mantêm a saúde quando presente // e as que a restauram quando arruinada, e de nocivas as diametralmente opostas a essas, pois o médico precisa de ambos os conhecimentos[9] para capturar uma e escapar da outra. Mas não há acordo[10] entre todos sobre onde seria encontrado o conhecimento[11] de tais coisas, mas uns dizem que somente a experiência[12] é suficiente para a arte, outros acham que a razão[13] não pouco contribui. Os primeiros são chamados de Empiristas,[14] por partirem somente da experiência, sendo [os termos] parônimos;[15] do mesmo modo, os que [partem] da razão [são chamados] de Racionalistas,[16] e essas são as duas escolas primárias da medicina.[17] A primeira [escola, i.e., a Empirista] avança por meio de experimentos[18] para a descoberta de medicamentos,[19] a segunda

ἐνδείξεως. καὶ ὀνόματά γε ταῖς αἱρέσεσιν ἔθεντο ἐμπειρικήν τε καὶ λογικήν· καλεῖν δ' εἰσὶν εἰθισμένοι τὴν μὲν ἐμπειρικὴν τηρητικήν τε καὶ μνημονευτικήν, τὴν δὲ λογικὴν δογματικήν τε καὶ ἀναλογιστικήν· καὶ τοὺς ἄνδρας ὁμοίως ταῖς αἱρέσεσιν ἔθεντο ἐμπειρικοὺς μὲν καὶ τηρητικοὺς καὶ μνημονευτικοὺς τῶν φαινομένων, ὅσοι τὴν ἐμπειρίαν εἵλοντο, λογικοὺς δὲ καὶ δογματικοὺς καὶ ἀναλογιστικούς, ὅσοι τὸν λόγον προσήκαντο.

1.66.1 // (II) Συστήσασθαι δὲ τὴν τέχνην οἱ μὲν ἐμπειρικοὶ τόνδε τὸν τρόπον φασίν. ἐπειδὴ πολλὰ τοῖς ἀνθρώποις ἑώρων πάθη τὰ μὲν ἀπὸ ταὐτομάτου γιγνόμενα νοσοῦσί τε καὶ ὑγιαίνουσιν, οἷον αἵματος ῥύσιν ἐκ ῥινῶν ἢ ἱδρῶτας ἢ διαρροίας ἤ τι τοιοῦτον ἄλλο βλάβην ἢ ὠφέλειαν φέρον, οὐ μὴν τό γε ποιῆσαν αἴτιον αἰσθητὸν ἔχον, ἕτερα δ' ὧν τὸ μὲν αἴτιον ἐφαίνετ', οὐ μὴν ἐκ προαιρέσεως ἡμετέρας ἀλλὰ κατά τινα συντυχίαν, οἷον συνέβη πεσόντος τινὸς ἢ πληγέντος ἢ ἄλλως πως τρωθέντος αἷμα ῥυῆναι καὶ πιεῖν ἐν νόσῳ χαρισάμενον τῇ ἐπιθυμίᾳ ψυχρὸν ὕδωρ ἢ οἶνον ἤ τι τοιοῦτον ἄλλο, ὧν ἕκαστον εἰς ὠφέλειαν ἢ βλάβην ἐτελεύτα, τὸ μὲν [οὖν] πρότερον εἶδος τῶν ὠφελούντων ἢ βλαπτόντων ἐκάλουν φυσικόν, τὸ δὲ δεύτερον τυχικόν· ἑκατέρου δ' αὐτῶν τὴν πρώτην θέαν περίπτωσιν ὠνόμαζον ἀπὸ τοῦ περιπίπτειν ἀβουλήτως τοῖς πράγμασι τοὔνομα θέμενοι. τὸ μὲν οὖν περιπτωτικὸν εἶδος τῆς ἐμπειρί-
1.67.1 ας τοιόνδε τί ἐστι, τὸ δ' αὐτοσχέδιον, ὅταν ἑκόν // τες ἐπὶ τὸ πειράζειν ἀφίκωνται ἢ ὑπ' ὀνειράτων προτραπέντες ἢ ἄλλως πως δοξάζοντες. ἀλλὰ καὶ τρίτον τῆς ἐμπειρίας εἶδός ἐστι τὸ μιμητικόν, ὅταν τῶν ὠφελησάντων ἢ βλαψάντων ὁτιοῦν ἢ φύσει ἢ τύχῃ ἢ αὐτοσχεδίως ἐπὶ τῶν αὐτῶν παθῶν αὖθις εἰς

[escola, i.e., a Racionalista], por meio da indicação.²⁰ E assim eles deram os nomes de Empirista e de Racionalista às suas escolas.²¹ Mas, usualmente, a Empirista também é chamada de Observante²² e também de Memorativa;²³ e a Racionalista de Dogmática²⁴ e também de Analogística;²⁵ e, semelhantemente às escolas, os homens que escolheram a experiência são chamados de Empiristas, Observantes e Memorativos dos aparentes;²⁶ os que admitiram a razão, de Racionalistas, Dogmáticos e Analogísticos.

1.66.1 // (**II**) Os Empiristas dizem que a arte é organizada do seguinte modo:²⁷ uma vez observou-se que muitas das afecções²⁸ humanas se dão espontaneamente,²⁹ tanto nos doentes³⁰ quanto nos saudáveis,³¹ como o sangramento nasal³² ou a sudorese,³³ a diarreia³⁴ ou coisas assim, trazendo dano³⁵ ou vantagem,³⁶ de modo algum tendo uma causa produtiva³⁷ perceptível. Quanto às outras [afecções], a causa é manifesta,³⁸ não advindo por escolha³⁹ nossa, mas por acaso,⁴⁰ como quando ocorre de o sangue fluir, tendo alguém caído ou sido golpeado, ou ferido de algum outro modo; e quando, na doença, [alguém] bebeu água fria, vinho ou outra coisa assim, satisfazendo seu apetite, cada um destes terminando em benefício ou dano; [então] ao primeiro tipo de coisa benéfica ou danosa chamaram de natural,⁴¹ ao segundo de casual;⁴² mas, em ambos os casos, chama-se de incidente⁴³ a primeira visão [das coisas benéficas ou danosas], dando esse nome por algo incidir⁴⁴ sobre as circunstâncias involuntariamente.⁴⁵ Tal, então, é o tipo de experiência incidental.⁴⁶ Mas
1.67.1 há a improvisada,⁴⁷ quando // deliberadamente se experimenta⁴⁸ algo, ou compelido por sonhos⁴⁹ ou por quaisquer outras suposições.⁵⁰ E há um terceiro tipo de experiência, a imitativa,⁵¹ quando algo benéfico ou danoso, tanto naturalmente quanto casualmente ou improvisadamente,⁵² é experimentado recursivamente nas mes-

πεῖραν ἄγηται, καὶ τοῦτ' ἐστὶ τὸ μάλιστα τὴν τέχνην αὐτῶν συστησάμενον· οὐ γὰρ δὶς μόνον ἢ τρὶς ἀλλὰ καὶ πλειστάκις μιμησάμενοι τὸ πρόσθεν ὠφελῆσαν, εἶτ' ἐπὶ τῶν αὐτῶν παθῶν τὸ αὐτὸ ποιοῦν εὑρίσκοντες ὡς ἐπὶ τὸ πολὺ τὴν τοιαύτην μνήμην θεώρημα καλέσαντες ἤδη πιστὸν ἡγοῦνται καὶ μέρος τῆς τέχνης. ὡς δὲ πολλὰ θεωρήματα τοιαῦτ' ἠθροίζετ' αὐτοῖς, ἰατρικὴ μὲν ἦν τὸ σύμπαν ἄθροισμα καὶ ὁ ἀθροίσας ἰατρός. ἐκλήθη δ' ὑπ' αὐτῶν αὐτοψία τὸ τοιοῦτον ἄθροισμα, μνήμη τις οὖσα τῶν πολλάκις καὶ ὡσαύτως ὀφθέντων. ὠνόμαζον δ' αὐτὸ τοῦτο καὶ ἐμπειρίαν, ἱστορίαν δὲ τὴν ἐπαγγελίαν αὐτοῦ· τὸ γὰρ αὐτὸ τοῦτο τῷ μὲν τηρήσαντι αὐτοψία, τῷ δὲ μαθόντι τὸ τετηρημένον ἱστορία ἐστίν.

1.68.1 Ἐπεὶ δὲ καὶ νοσήμασί τισιν // ἐνετύγχανον ἔστιν ὅτε πρόσθεν οὐχ ἑωραμένοις ἤ τισιν ἐγνωσμένοις μὲν ἀλλ' ἐν χωρίοις, ἐν οἷς οὐκ ἦν ἰαμάτων εὐπορία τῶν διὰ τῆς πείρας τετηρημένων, ὄργανόν τι βοηθημάτων εὑρετικὸν ἐποιήσαντο τὴν τοῦ ὁμοίου μετάβασιν, ᾧ χρώμενοι πολλάκις καὶ ἀπὸ πάθους ἐπὶ πάθος [ὅμοιον] τὸ αὐτὸ βοήθημα μεταφέρουσι καὶ ἀπὸ τόπου ἐπὶ τόπον καὶ ἀπὸ τοῦ πρόσθεν ἐγνωσμένου βοηθήματος ἐπὶ τὸ παραπλήσιον ἔρχονται, ἀπὸ μὲν πάθους ἐπὶ πάθος, ὡς εἰ ἀπ' ἐρυσιπέλατος ἐφ' ἕρπητα μεταβαίνοιεν, ἀπὸ δὲ τόπου ἐπὶ τόπον, ὡς ἀπὸ βραχίονος ἐπὶ μηρόν, ἀπὸ δὲ βοηθήματος ἐπὶ βοήθημα, ὡς ἐν διαρροίαις ἀπὸ μήλου ἐπὶ μέσπιλον. ἅπασα δ' ἡ τοιαύτη μετάβασις ὁδὸς μέν ἐστιν ἐπὶ τὴν εὕρεσιν, εὕρεσις δ' οὐδέπω πρὸ τῆς πείρας, ἀλλ' ἡνίκ' ἂν τὸ ἐλπισθὲν εἰς πεῖραν ἀχθῇ, πιστὸν ἤδη τὸ μαρτυρηθὲν ὑπ' αὐτῆς ἐστιν οὐδὲν ἧττον ἢ εἰ πλειστάκις καὶ ὡσαύτως ἔχον ἐτετήρητο. τὴν δὲ πεῖραν ταύτην τὴν ἑπομένην τῇ τοῦ ὁμοίου μεταβάσει τριβικὴν κα-
1.69.1 λοῦσιν, ὅτι χρὴ τετρῖφθαι // κατὰ τὴν τέχνην τὸν μέλλοντά

Sobre as escolas de medicina para os iniciantes

mas afecções. E é principalmente deste [tipo] que se constituiu[53] sua arte; pois tendo imitado não somente duas ou três, mas muitas vezes o que causou benefício anteriormente, em seguida descobriram que, na maioria dos casos, o produto era o mesmo nas mesmas afecções – e a tal rememoração chamaram de teorema,[54] já considerada confiável e parte da arte. Assim, tendo-se coletado muitos desses teoremas por eles, a totalidade da coletânea é a medicina,[55] e o compilador, o médico.[56] Tal coletânea foi chamada por eles de "autópsia",[57] sendo um tipo de rememoração do que foi visto muitas vezes e do mesmo modo. Mas também chamaram essa mesma coisa de "experiência", e a sua divulgação de "história";[58] pois para o observador[59] [a rememoração] é autópsia, por outro lado, é história para quem aprende o que foi observado.

1.68.1 Porém, uma vez que se deparavam[60] // com algumas doenças que não haviam sido vistas anteriormente ou com outras que eram conhecidas, mas em locais nos quais não havia provisão de medicamentos observados por meio de experimentos,[61] criaram um instrumento para descobrir remédios: a transição para o semelhante,[62] com ajuda da qual frequentemente transferem o mesmo remédio de uma afecção a uma afecção <semelhante>, de lugar a lugar [afetado] e de um remédio previamente conhecido vão para um parecido. De afecção a afecção, como se passassem[63] da erisipela[64] ao herpes,[65] de lugar a lugar [afetado]; como [se passassem] do braço à coxa, de remédio a remédio assim como, na diarreia, da maçã à nêspera.[66] Toda essa transição é um caminho para a descoberta,[67] mas a descoberta nunca antecede o experimento.[68] Uma vez que se colocou em experimento aquilo que se esperava, isso já é confiável sendo atestado[69] por este [experimento], não menos do que se tivesse sido observado frequentemente e do mesmo modo. Esse experimento [supramen-

1.69.1 cionado] e que acompanha a transição para o // semelhante chamam

τι οὕτως εὑρήσειν· αἱ δ' ἔμπροσθεν ἅπασαι πεῖραι αἱ πρὸ τῆς ἐμπειρίας, ὧν εἰς σύστασιν ἐδεῖθ' ἡ τέχνη, καὶ περὶ τὸν τυχόντα δύνανται γενέσθαι. τοιαύτη μὲν ἡ διὰ τῆς πείρας πρὸς τὸ τέλος τῆς τέχνης ὁδός.

(III) Ἡ δὲ διὰ τοῦ λόγου φύσιν ἐκμαθεῖν παρακελεύεται τοῦ τε σώματος, οὗ ἐπιχειρεῖ ἰᾶσθαι, καὶ τῶν αἰτίων ἁπάντων τὰς δυνάμεις, οἷς ὁσημέραι περιπῖπτον τὸ σῶμα ἢ ὑγιεινότερον ἢ νοσερώτερον αὐτὸ ἑαυτοῦ γίγνεται. μετὰ δὲ ταῦτ' ἤδη καὶ ἀέρων [φύσεις] καὶ ὑδάτων καὶ χωρίων καὶ ἐπιτηδευμάτων καὶ ἐδεσμάτων καὶ πομάτων καὶ ἐθῶν ἐπιστήμονα, φασίν, εἶναι δεῖ τὸν ἰατρόν, ὅπως τῶν τε νοσημάτων ἁπάντων τὰς αἰτίας ἐξευρίσκῃ καὶ τῶν ἰαμάτων τὰς δυνάμεις καὶ παραβάλλειν οἷός τ' ᾖ καὶ λογίζεσθαι, ὅτι τῷ τοιῷδε τῆς αἰτίας εἴδει τὸ τοιάνδε δύναμιν ἔχον προσαχθὲν [φάρμακον] τοῖόν τι ἐργάζεσθαι πέφυκε· πρὶν γὰρ ἐν τούτοις πᾶσι γυμνάσασθαι πολυειδῶς οὐχ οἷόν τε, φασίν, ἰαμάτων

1.70.1 εὐπορῆσαι αὐτόν. οἷον, ἵν' ἐκ 1.70.1 // μικροῦ παραδείγματος ἴδῃς τὸ πᾶν, ἔστω τι μέρος τοῦ σώματος ὀδυνώμενόν τε καὶ σκληρὸν καὶ ἀντίτυπον καὶ ἐν ὄγκῳ μείζονι. ἐνταῦθα δεῖ τὸν ἰατρὸν ἐξευρεῖν πρῶτον μὲν τὴν αἰτίαν, ὅτι ῥυὲν ὑγρόν τι πλέον τοῦ κατὰ φύσιν εἰς τὸ μέρος ἐξῆρέ τ' αὐτὸ καὶ διατεῖναν εἰς ὀδύνην ἤγαγεν, ἐφεξῆς δ' εἰ μὲν ἔτ' ἐπιρρέοι, [τοῦτο] εἴργειν τοῦ ἐπιρρεῖν, εἰ δὲ μή, κενοῦν ἤδη τὸ μέρος. πῶς οὖν τὸ μὲν ἐπιρρέον ἔτι κωλύσεις, τὸ δ' ἤδη περιεχόμενον κενώσεις; ψύχων μὲν καὶ στύφων τὸ μέρος εἴρξεις τὸ ἐπιρρέον, ἀλεαίνων δὲ καὶ χαλῶν κενώσεις τὸ ἠθροισμένον. οὕτω μὲν οὖν ἀπ' αὐτῆς τῆς διαθέσεως ἡ ἔνδειξις αὐτοῖς τοῦ συμφέροντος γίγνεται, οὐ μὴν ἀρκεῖν μόνην γε ταύτην φα-

de prático,[70] porque é preciso ser perito na arte caso se pretenda descobrir algo desse modo. Todos os experimentos que antecedem a experiência, dos quais a arte necessitava para a sua constituição, podem ser criados pelas pessoas comuns.[71] Tal é o caminho através do experimento para [alcançar] a finalidade da arte.

(**III**) Por outro lado, o [caminho] através da razão prescreve[72] o estudo da natureza do corpo que se busca curar, e das propriedades[73] de todas as causas[74] com as quais diariamente o corpo se depara: [por causa] delas [o corpo] torna-se mais saudável ou mais enfermo. Além disso, também dizem que o médico precisa ser conhecedor das <naturezas> dos ares, das águas, dos locais, dos costumes, dos alimentos, das bebidas e dos hábitos,[75] de modo a descobrir as causas de todas as doenças e as propriedades dos medicamentos, e [de modo a] comparar e calcular que, por exemplo, alguma <droga>[76] que se sabe ter tal propriedade, se aplicada sobre as causas [de uma doença], naturalmente funcionaria de tal modo, pois dizem que, a não ser que se seja treinado em todos esses diversos aspectos, não há medicamentos suficientes. Como a partir de um // pequeno exemplo vê-se o todo, assumamos que uma parte do corpo esteja com uma dor penosa, persistente e com volume aumentado. Nesse caso, o médico deve procurar, antes de tudo, a causa, [a saber,] que algum líquido excessivo fluiu para [essa] parte, contra a natureza, inchando-a e esticando-a, levando à dor. Então, por um lado, se continuar a fluir, [o médico precisa] reter o fluxo. Por outro lado, se não [continuar a fluir], [deve] imediatamente esvaziar a parte. Então, como prevenir o que ainda flui, [ou] esvaziar o que já está acumulado? Esfriando e comprimindo-se a parte, por um lado, o fluxo será retido; aquecendo e relaxando, por outro lado, o acúmulo será esvaziado. Desse modo, a partir da própria disposição se dá a

σίν, ἀλλὰ καὶ παρὰ τῆς δυνάμεως τοῦ νοσοῦντος ἑτέραν [ἔνδειξιν] εἶναι καὶ παρὰ τῆς ἡλικίας ἄλλην καὶ παρὰ τῆς ἰδίας αὐτοῦ τοῦ κάμνοντος φύσεως ἄλλην· οὕτω δὲ καὶ παρὰ τῆς ὥρας τοῦ ἔτους καὶ τοῦ χωρίου τῆς φύσεως καὶ τῶν ἐπιτηδευμάτων καὶ τῶν ἐθῶν ἔνδειξιν [ἀφ' ἑκάστου τούτων] γίγνεσθαι τοῦ συμφέροντος ἰδίαν. οἷον, ἵνα καὶ τοῦτο σαφέστερον ἐπὶ παραδείγματος ἐκμάθῃς, ἔστω τινὰ πυρέττειν

1.71.1 ὀξέως // ὀκνοῦντά τε κινεῖσθαι καὶ βαρέος τοῦ σώματος αἰσθανόμενον· ἔστω δὲ καὶ εὐογκότερος νῦν ἢ πρόσθεν καὶ ἔρευθος πλέον ἐχέτω, ἔστωσαν δ' αὐτῷ καὶ φλέβες ἐν ὄγκῳ μείζονι. παντί που δῆλον, ὡς τῷ τοιούτῳ πλῆθος αἵματος θερμοτέρου πλεονάζει. τίς οὖν ἡ ἴασις; ἢ δῆλον ὅτι κένωσις; ἐναντίον γὰρ τοῦτο τῷ πλήθει· τὰ δ' ἐναντία τῶν ἐναντίων [ἐστὶν] ἰάματα. πῶς οὖν αὐτὸ κενώσομεν ἢ μέχρι πόσου; τοῦτ' οὐκέτι δυνατὸν ἀπὸ τῆς αἰτίας μόνης εἰδέναι· χρὴ γὰρ καὶ δύναμιν καὶ ἡλικίαν καὶ ὥραν καὶ χώραν καὶ τἆλλα πάντα τὰ μικρῷ πρόσθεν εἰρημένα προσεπισκοπεῖν. εἰ μὲν γὰρ ἰσχυρὸς εἴη τὴν δύναμιν καὶ ἀκμάζων τὴν ἡλικίαν καὶ ἡ ὥρα τοῦ ἔτους ἐαρινὴ καὶ τὸ χωρίον εὔκρατον, οὐκ ἂν ἁμάρτοις, εἰ φλέβα τεμὼν κενώσαις τοῦ αἵματος ὅσον ἡ αἰτία κελεύει· ἀρρώστου δὲ τῆς δυνάμεως οὔσης καὶ τῆς ἡλικίας ἢ παιδὸς κομιδῇ σμικροῦ ἢ πρεσβύτου πάνυ καὶ <τοῦ> χωρίου τῶν κατεψυγμένων, οἷα τὰ περὶ τὴν Σκυθίαν, ἢ διακεκαυμένων, οἷα τὰ περὶ τὴν Αἰθιοπίαν, καὶ τῆς ὥρας τοῦ ἔτους ἢ σφόδρα θερμῆς ἢ σφόδρα ψυχρᾶς, οὐκ ἄν τις ἔτι τολμήσειε φλέβα

1.72.1 τεμεῖν. // οὕτω δὲ καὶ ἔθη καὶ ἐπιτηδεύματα καὶ φύσεις σωμάτων ἐπισκοπεῖσθαι κελεύουσι· γίγνεσθαι γὰρ [αὐτοῖς] ἐξ ἁπάντων αὐτῶν ἔνδειξιν τοῦ συμφέροντος ἰδίαν.

Sobre as escolas de medicina para os iniciantes

indicação do que lhes vem a ser favorável.[77] Contudo, ela por si só não basta – dizem –, [precisa-se] de uma <indicação> diferente, [advinda] da força do enfermo, outra da idade e outra da peculiar natureza do doente.[78] Assim, também das estações do ano,[79] da natureza do lugar[80] e dos hábitos e dos costumes,[81] <a partir de cada um desses> se dá uma particular indicação do que vem a ser favorável. Aqui, isso pode ser mais claramente aprendido por meio de um exemplo: [assumamos] que alguém que esteja com febre aguda

1.71.1 // evita mover-se e sente o corpo pesado; [assumamos] que agora esteja mais corpulento[82] do que antes e que tenha mais vermelhidão, e também que suas veias[83] estejam maiores em tamanho. De tal modo que está claro para todos que essa pessoa está repleta de sangue muito quente.[84] Então, qual a cura?[85] Está claro[86] que [é preciso] esvaziar?[87] Tendo em vista que [esvaziar] é o contrário de encher; e contrários <são> remédios dos contrários.[88] Como, então, esvaziaremos? Ou quanto? Não se pode saber isso somente através da causa, pois deve-se considerar a força, a idade, a estação do ano, o local e todas as outras coisas ditas um pouco antes. Uma vez que, se de fato [o enfermo] for de compleição forte e estiver no auge da vida, a estação do ano for a primavera e o lugar [de clima] temperado, [o médico] não estaria errado se cortasse a veia, esvaziando tanto sangue quanto a causa requeresse; por outro lado, sendo [o enfermo] de compleição fraca, ou sua idade total a de uma criança pequena ou de alguém muito idoso, o local [de clima] frio – como os arredores da Cítia – ou quente – como os arredores da Etiópia – e a estação do ano [for] muito quente ou muito fria, não se ousaria

1.72.1 cortar a veia. // Desse modo, exortam também a se considerarem os costumes, os hábitos e a natureza dos corpos; pois de todas essas [coisas] advém a própria indicação do favorável.[89]

37

(IV) Ἀφ' ὧν δ' ἡ τοῦ συμφέροντος ἔνδειξις τοῖς δογματικοῖς, ἀπὸ τούτων ἡ τήρησις τοῖς ἐμπειρικοῖς. τὸ γὰρ προειρημένον ἄθροισμα τῶν συμπτωμάτων ἐπὶ τοῦ πυρέττοντος, ὃ συνδρομὴν καλεῖν εἰσιν εἰθισμένοι, τῷ μὲν δογματικῷ τὴν κένωσιν ὑπαγορεύει, τῷ δ' ἐμπειρικῷ τὴν ὑπόμνησιν τῆς τηρήσεως· ἐπὶ γὰρ τῶν οὕτως ἐχόντων πολλάκις ἑωρακὼς τὴν κένωσιν ὠφελοῦσαν ἐλπίζει καὶ νῦν χρησάμενος ὀνήσειν. ἀλλὰ καὶ τοὺς ἀκμάζοντας τῇ ἡλικίᾳ τὴν ἱκανὴν κένωσιν ἀλύπως φέροντας οἶδεν ἐξ ὧν πολλάκις ἑώρακεν. οὕτω δὲ καὶ ἦρος μᾶλλον ἢ θέρους καὶ ἐν χωρίῳ εὐκράτῳ καὶ εἰ ἔθος δέ τινος κενώσεως εἴη τῷ κάμνοντι, οἷον δι' αἱμορροΐδος ἢ διὰ ῥινῶν, ὁ μὲν δογματικὸς ἀφέλοι ἂν καὶ διὰ τοῦτο πλέον τοῦ αἵματος ἀπὸ τῆς τοῦ πράγματος φύσεως ὁρμώμενος, ὁ

1.73.1 δ' ἐμπειρικός, ὅτι οὕτω τετήρηκεν, καὶ // καθόλου φάναι τὰς αὐτὰς ἐπὶ τῶν αὐτῶν παθῶν ἰάσεις οἵ τε δογματικοὶ καὶ οἱ ἐμπειρικοὶ παραλαμβάνουσι περὶ τοῦ τρόπου τῆς εὑρέσεως αὐτῶν ἀμφισβητοῦντες· ἐπὶ γὰρ τοῖς αὐτοῖς φαινομένοις κατὰ τὸ σῶμα συμπτώμασιν ἔνδειξις μὲν τῆς αἰτίας γίγνεται τοῖς δογματικοῖς, ἐξ ἧς τὴν θεραπείαν εὑρίσκουσιν, ὑπόμνησις δὲ τοῖς ἐμπειρικοῖς τῶν πλειστάκις καὶ ὡσαύτως τετηρημένων. ἐφ' ὧν δὲ μηδὲν ἔχουσιν οἱ δογματικοὶ φαινόμενον σύμπτωμα τὸ τὴν αἰτίαν ἐνδεικνύμενον, ἐπὶ τούτων ἐρωτᾶν οὐκ ὀκνοῦσι τὸ προκαταρκτικὸν καλούμενον αἴτιον, οἷον εἰ κύων λυττῶν ἦν ὁ δακὼν ἢ ἔχιδνα ἤ τι τοιοῦτον ἄλλο. τὸ μὲν γὰρ ἕλκος αὐτὸ οὐδὲν ἀλλοιότερον μέχρι παντὸς φαίνεται τῶν ἄλλων ἑλκῶν ἢ πάντως γε κατ' ἀρχάς. ἐπὶ μὲν γὰρ τοῦ λυττῶντος κυνὸς μέχρι παντὸς ὅμοιον φαίνεται <τῷ> τοῖς ὑπ' ἄλλου τινὸς δηχθεῖσι γεγενημένῳ· ἐπὶ δὲ τῶν ἐχιδ-

(**IV**) A partir disso, [há] para os Dogmáticos, a indicação do [que é] favorável; e, para os Empiristas, a partir disso, a observação, pois o conjunto de sintomas[90] mencionado anteriormente, acerca da febre – [conjunto] que estão acostumados a chamar de síndrome[91] –, ao Dogmático, por um lado, sugere esvaziamento,[92] ao Empirista, por outro lado, [sugere] rememoração da observação;[93] pois [o Empirista], tendo muitas vezes visto, em casos assim, que o esvaziamento ajudou, espera que seja benéfico quando usado agora. Outrossim, sabe, a partir de muitas observações,[94] que [os enfermos], estando no apogeu da vida, suportam sem dores o esvaziamento adequado. Do mesmo modo, na primavera, mais do que no verão, e em um lugar [de clima] temperado, e se [o enfermo] está habituado a algum processo de evacuação[95] – por exemplo, por meio de sangramentos anais[96] ou nasais –, o Dogmático, por um lado, impulsionado pela natureza dessas circunstâncias, por causa disso retiraria mais sangue; o Empirista, por outro lado, [agiria impulsionado] pela observação.

1.73.1 // E, dizendo genericamente, os Dogmáticos e os Empiristas empregam os mesmos remédios para as mesmas afecções, [mas] divergem acerca do modo [que se dá] a descoberta dos mesmos [remédios]; pois, quanto à aparição dos sintomas no corpo, para os Dogmáticos, a indicação da causa advém deles próprios,[97] e a partir [dessa causa] descobrem a terapia;[98] para os Empiristas, por outro lado, [a partir] da rememoração do que foi observado de maneira frequente e semelhante. Os Dogmáticos, não tendo nenhum sintoma aparente que indique a causa, não hesitam em perguntar pela chamada "causa antecedente";[99] por exemplo, se a pessoa foi mordida[100] por um cão raivoso[101] ou por uma serpente,[102] ou por outro animal semelhante. Tendo em vista que a própria ferida[103] [por mordida] em nada parece diferir de outros tipos de ferida, exceto no início, pois, quanto ao cão raivoso, [a ferida] parece semelhante à advinda da mordida de outro

νῶν ἐν μὲν ταῖς πρώταις ἡμέραις ὅμοιον τοῖς ἄλλοις, ὕστερον δ' ἡνίκ' ἂν ἤδη μοχθηρῶς ἔχωσι, παθήματά τινα περὶ τὸ σῶμα προσγίγνεται αὐτοῖς ὀλέθρια. τὰ δὴ τοιαῦτα [πάντα]

1.74.1 συμπτώματα, ὅσα ὑπὸ τῶν // ἰοβόλων καλουμένων ζῴων γίγνεται, μὴ θεραπευόμενα καλῶς εὐθὺς ἐξ ἀρχῆς ἐσχάτως ὀλέθρια καθίσταται. τίς οὖν ἡ ὀρθὴ θεραπεία; ἢ δῆλον ὅτι κενῶσαι τὸν ἰὸν τὸν ἅμα τῇ δήξει τῷ σώματι τοῦ δηχθέντος ἐμπεσόντα; οὔκουν ἐπ' οὐλὴν ἄγειν δεῖ καὶ κλείειν τὰ τοιαῦτα σπεύδειν, ἀλλὰ τοὐναντίον ἐπιτέμνειν πολλάκις, εἰ σμικρὰ παντελῶς, ἤδη δὲ καὶ θερμοῖς καὶ δριμέσι καὶ δυναμένοις ἕλκειν τε καὶ ξηραίνειν τὸν ἰὸν φαρμάκοις χρῆσθαι διὰ τὴν αὐτὴν αἰτίαν. τὰ δ' αὐτὰ φάρμακα καὶ οἱ ἐμπειρικοὶ προσφέρουσιν οὐχ ὑπὸ τῆς φύσεως αὐτοῦ τοῦ πράγματος ποδηγούμενοι πρὸς τὴν εὕρεσιν αὐτῶν, ἀλλὰ τῶν διὰ τῆς πείρας φανέντων μεμνημένοι. ὥσπερ γὰρ ἐπὶ ταῖς ἡλικίαις καὶ ταῖς ὥραις καὶ ταῖς χώραις ἑκάστου τῶν εἰρημένων ἡ θεραπεία δι' ἐμπειρίας ἐγιγνώσκετ' αὐτοῖς, οὕτω καὶ ἐπὶ τοῖς προκαταρκτικοῖς ὀνομαζομένοις αἰτίοις. εἰ μὲν δὴ οὖν συνεχώρουν ἀλλήλοις τὰς ὁδοὺς τῆς εὑρέσεως ἀμφοτέρας ἀληθεῖς εἶναι, οὐδὲν ἂν αὐτοῖς ἔδει μακροτέρων λόγων.

1.75.1 // (V) Ἐπεὶ δὲ τῆς μὲν ἐμπειρίας οἱ δογματικοὶ κατηγοροῦσιν οἱ μὲν ὡς ἀσυστάτου, οἱ δ' ὡς ἀτελοῦς, οἱ δ' ὡς ἀτέχνου, τοῦ λόγου δ' οἱ ἐμπειρικοὶ πάλιν ὡς πιθανοῦ μὲν οὐκ ἀληθοῦς δέ, διὰ τοῦτο διπλοῦς ἑκατέροις ὁ λόγος καὶ μακρὸς πάνυ περαίνεται κατηγοροῦσί τε καὶ ἀπολογουμένοις ἐν μέρει. τὰ μὲν οὖν ὑπ' Ἀσκληπιάδου κατὰ τῆς ἐμπειρίας εἰρημένα, δεικνύντος ὡς ᾤετο μηδὲν πλειστάκις καὶ ὡσαύ-

[animal]. Porém, quanto às serpentes, nos primeiros dias, [a ferida] é semelhante às outras, mas depois, quando começa a piorar, advêm algumas afecções corporais mortais. Ora, <todos> esses sintomas, 1.74.1 como são // produzidos pelos chamados "animais venenosos",[104] a não ser que sejam bem tratados desde o início, posteriormente levam à morte. Então, qual o tratamento correto? Está claro que [é] evacuar o veneno da picada no corpo no momento em que se dá a mordida? Portanto, não se deve levar estas [feridas] à cicatrização e [nem] ter pressa de fechá-las, porém, ao contrário, [deve-se] cortar muito,[105] se [forem] muito pequenas, e então, pela mesma causa, usar drogas quentes e acres, capazes de retirar e secar o veneno. Os Empiristas também aplicam as mesmas drogas, não guiados pela natureza do próprio assunto para a sua descoberta,[106] mas pela rememoração do que é aparente[107] através do experimento; pois, assim como no caso da idade, das estações do ano e dos locais, a terapia para cada [afecção] mencionada é-lhes conhecida através da experiência, do mesmo modo que no caso da chamada "causa antecedente". Então, se de fato [Empiristas e Dogmáticos] assentissem mutuamente que as vias para a descoberta são ambas verdadeiras, não haveria para eles a necessidade de longos argumentos.

1.75.1   // (V) Mas, uma vez que os Dogmáticos acusam a experiência, uns por sua incoerência, outros por [sua] imperfeição, outros por [sua] falta de técnica, os Empiristas, por seu turno, [acusam] a razão de ser provável, mas não verdadeira. Por isso, o argumento de cada um é duplo, e muito extensa a conclusão, [pois] acusam-se e defendem-se em alternância. De fato, algumas [críticas] contra a experiência foram enunciadas por Asclepíades,[108] que pensava ser capaz de demonstrar que nada pode ser visto muitas vezes e de um mesmo modo, pretendendo assim que ela [i.e., a experiência] fosse completamente incoerente, não sendo minimamente capaz de descobrir

τως ὀφθῆναι δύνασθαι, παντάπασιν αὐτὴν ἀσύστατον εἶναι βούλεται μηδὲ τὸ σμικρότατον εὑρεῖν οὖσαν ἱκανήν, τὰ δ' ὑπ' Ἐρασιστράτου, τὰ μὲν ἁπλᾶ καὶ ἐφ' ἁπλοῖς εὑρίσκεσθαι διὰ τῆς ἐμπειρίας ὁμολογοῦντος, οἷον ὅτι ἡ ἀνδράχνη τῆς αἱμωδίας ἴαμά ἐστιν, οὐ μὴν τά γε σύνθετα καὶ ἐπὶ συνθέτοις ἔτι συγχωροῦντος, οὐκ ἀδύνατον μὲν αὐτὴν τὸ παράπαν ἐξευρίσκειν, οὐ μὴν εἰς ἅπαντά γ' ἱκανὴν εἶναι βούλεται, τὰ δ' <ὑπὸ> τῶν τὰ μὲν τοιαῦτα συγχωρούντων εὑρίσκεσθαι διὰ τῆς ἐμπειρίας, αἰτιωμένων δ' αὐτῆς τὸ ἀπεριόριστόν τε

1.76.1 καὶ μακρὸν καὶ ὡς αὐτοί φασιν ἀμέθοδον, // εἶθ' οὕτω τὸν λόγον εἰσαγόντων, οὐκ ἀσύστατον μὲν οὐδ' ἀνύπαρκτον, οἷον ἄτεχνον δέ τι πρᾶγμα τὴν ἐμπειρίαν εἶναι βούλεται.

Πρὸς ταύτας οὖν τὰς ἐφόδους τῶν λόγων ἀπολογούμενοι καὶ συστατικὴν καὶ αὐτάρκη καὶ τεχνικὴν ἐπιδεικνύναι πειρῶνται τὴν ἐμπειρίαν καὶ αὐτοὶ δὲ τοῦ ἀναλογισμοῦ καθάπτονται πολυειδῶς, ὥστε πάλιν ἀπολογεῖσθαι πρὸς ἕκαστον εἶδος τῆς κατηγορίας τοῖς δογματικοῖς ἀναγκαῖον. ἐπαγγελλομένοις γὰρ αὐτοῖς τοῦ τε σώματος τὴν φύσιν ἐπίστασθαι καὶ τῶν νοσημάτων ἁπάντων τὰς γενέσεις καὶ τῶν ἰαμάτων τὰς δυνάμεις ὁμόσε χωροῦντες οἱ ἐμπειρικοὶ πάντα διαβάλλουσιν, ὡς ἄχρι μὲν τοῦ πιθανοῦ καὶ εἰκότος προϊόντα, βεβαίαν δὲ γνῶσιν οὐδεμίαν ἔχοντα. ἔστι δ' ὅτε καὶ τὴν γνῶσιν αὐτῶν συγχωρήσαντες τὸ ἄχρηστον αὐτῆς ἐπιδεικνύναι πειρῶνται καὶ τοῦτό ποτε δόντες αὖθις τὸ περιττὸν ἐξελέγχουσι.

Τοιαῦτα μὲν δὴ καθόλου πρὸς ἀλλήλους ἀμφισβητοῦσιν ἐμπειρικοί τε καὶ δογματικοί· ἐν μέρει δὲ πολλὰ καθ' ἕκαστον

1.77.1 αὐτῶν, οἷον ἐν ταῖς περὶ // τῆς εὑρέσεως τῶν ἀφανῶν ζητήσεσι, τῶν μὲν τὴν ἀνατομὴν καὶ τὴν ἔνδειξιν καὶ τὴν διαλεκτικὴν θεωρίαν ἐπαινούντων· ὄργανα γὰρ αὐτοῖς ταῦτα τῶν ἀδήλων

Sobre as escolas de medicina para os iniciantes

[algo]. Outras [críticas foram enunciadas] por Erasístrato,[109] que concordava que [remédios] simples para [afecções] simples podiam ser descobertos através da experiência, por exemplo, que a andracne[110] é remédio para hemodia,[111] mas não concedia [isso] para os [remédios] complexos e as [afecções] complexas. De fato, não que [a experiência] seja absolutamente incapaz de descobrir, mas não é suficiente para todas as [descobertas] que se pretende. Outras [críticas foram enunciadas] por quem havia concedido que essas coisas [podem] ser descobertas através da experiência, mas [criticam-na]

1.76.1 por ser indefinida, extensa e, como eles dizem, sem método, // assim, introduzem a razão, não por ser a experiência incoerente ou irreal,[112] mas porque pretendem ser sem técnica aquilo que a ela diz respeito.

Então, contra os ataques desses argumentos, [os Empiristas] defendem-se e tentam demonstrar que a experiência é coerente, autossuficiente e técnica, e eles [i.e., os Empiristas] atacam o analogismo[113] de várias maneiras, de modo que os Dogmáticos precisam defender-se novamente contra cada uma das várias acusações. De fato, eles [i.e., os Dogmáticos] declaram conhecer a natureza do corpo, a origem de todas as doenças e as propriedades dos medicamentos. Em contrapartida, os Empiristas, desacreditando tudo, [alegam que] atinge-se um conhecimento provável e verossímil, mas nunca um conhecimento seguro. Às vezes, [os Empiristas] concordam quanto ao conhecimento destes [i.e., da natureza do corpo, da origem de todas as doenças e das propriedades dos medicamentos], porém tratam de demonstrar a sua inutilidade; [outras vezes,] concedem esta [utilidade], condenando sua superficialidade.

E, em geral, estes são [os temas] sobre os quais os Empiristas e os Dogmáticos divergem uns dos outros. Mas, em cada um destes

1.77.1 [temas] há muitas partes; // por exemplo, nas investigações acerca das descobertas de coisas não manifestas,[114] por um lado, a anatomia, a indicação e a teoria dialética[115] são valorizadas por uns. Uma

θηρατικά· τῶν δ' ἐμπειρικῶν μήθ' εὑρίσκειν τι τὴν ἀνατομὴν συγχωρούντων μήτ', εἰ καὶ εὑρίσκοιτ', ἀναγκαῖον εἰς τὴν τέχνην εἶναι τοῦτο, ἀλλὰ μηδ' ἔνδειξιν ὑπάρχειν τὸ παράπαν μηδ' ἕτερον ἐξ ἑτέρου δύνασθαι γνωσθῆναι. πάντα γὰρ δεῖσθαι τῆς ἐξ αὐτῶν γνώσεως μηδ' εἶναί τι σημεῖον ἀδήλου φύσει πράγματος οὐδενός· ἀλλὰ μηδὲ διαλεκτικῆς δεῖσθαι μηδεμίαν τέχνην. εἶτα καὶ πρὸς τὰς ὑποθέσεις τῆς διαλεκτικῆς λέγουσί τι καὶ πρὸς τοὺς ὅρους καὶ οὐδὲ τὴν ἀρχὴν ἀπόδειξιν εἶναί φασιν [ἀδήλου φύσει πράγματος οὐδενός]. ἤδη δὲ καὶ περὶ τῶν μοχθηρῶν τρόπων τῆς ἀποδείξεως, οἷς εἰώθασιν οἱ δογματικοὶ χρῆσθαι, λέγουσί τι καὶ περὶ παντὸς τοῦ ἀναλογισμοῦ, καὶ ὡς οὗτος μὲν ἀδύνατος ἐξευρίσκειν, ἃ ἐπαγγέλλεται, καὶ οὔτ' ἄλλη τις τέχνη συνίσταται κατ' αὐτὸν

1.78.1 οὔθ' ὁ βίος τῶν ἀνθρώπων πρόεισιν. ὁ δ' ἐπιλογισμός, ὃν // δὴ <τῶν> φαινομένων λόγον εἶναί φασι, χρήσιμος μὲν εἰς εὕρεσιν τῶν προσκαίρων ἀδήλων· οὕτω γὰρ αὐτοὶ καλοῦσιν, ὅσα τοῦ γένους μέν ἐστι τῶν αἰσθητῶν, οὐ μὴν ἤδη γέ πω πέφηνε· χρήσιμος δὲ καὶ πρὸς ἔλεγχον τῶν κατὰ τοῦ φαινομένου τι λέγειν τολμώντων. χρήσιμος δὲ καὶ τὸ παρορώμενον ἐν τοῖς φαινομένοις δεῖξαι καὶ σοφίσμασιν ἀπαντῆσαι μηδαμοῦ τῶν ἐναργῶν ἀφιστάμενος, ἀλλ' ἐν τούτοις ἀεὶ διατρίβων, οὐ μὴν ὅ γ' ἀναλογισμός, φασίν, ἀλλ' ἄρχεται μὲν ἀπὸ τῶν φαινομένων, προέρχεται δ' ἐπὶ τὰ διὰ παντὸς ἄδηλα καὶ διὰ τοῦτο πολυειδής ἐστιν· ἀπὸ γὰρ τῶν αὐτῶν φαινομένων ἄλλοτ' ἐπ' ἄλλο τῶν ἀδήλων παραγίγνεται. καὶ τὴν διαφωνίαν ἐνταῦθα προχειρίζονται τὴν ἀνεπίκριτον, ἣν δὴ σημεῖον εἶναι τῆς ἀκαταληψίας φασίν· οὕτω γὰρ αὐτοὶ καλοῦσι τὴν μὲν ἀληθῆ καὶ βεβαίαν γνῶσιν κατάληψιν, ἀκαταληψίαν δὲ τοὐναντίον ταύτης· καὶ τὴν μὲν ἀκαταληψίαν αἰτίαν εἶναί φασι τῆς διαφωνίας τῆς ἀνεπικρίτου, τὴν διαφωνίαν δ' αὖ πάλιν τῆς

1.79.1 ἀκαταληψίας σημεῖον. ἀνεπίκριτον δὲ τὴν περὶ // τῶν ἀδήλων

vez que essas são suas ferramentas na captura dos não evidentes. Os Empiristas, por outro lado, não concordam[116] que a anatomia descubra algo e nem, se descobre, que é necessária para a arte [da medicina], e tampouco que [à medicina] subsista absolutamente a indicação, nem que uma coisa possa ser conhecida a partir de outra, pois todas [as coisas] devem ser conhecidas a partir delas próprias, e não há algo que seja sinal de algo que naturalmente é não evidente, e nenhuma arte precisa da dialética. Também se declaram contra a hipótese da dialética, contra a definição e dizem que a prova não é o ponto de partida. Além disso, são contra os modos falaciosos de prova que os Dogmáticos costumam usar, dizem-se contra toda forma de analogia, como sendo incapaz de descobrir aquilo que anuncia, e que nenhuma outra arte se constitui a partir dela [i.e., da analogia], e que a vida humana não avançou [através do

1.78.1 uso da analogia]. // Mas o epilogismo, que dizem ser o raciocínio a partir das [coisas] aparentes, e útil para a descoberta das [coisas] não evidentes e extraordinárias – pois assim eles chamam tanto os gêneros perceptíveis, quanto os que não são ainda aparentes – [o epilogismo] é útil para refutar aqueles que ousam ser contra [as coisas] aparentes. É ainda útil para apontar as falhas de observação das [coisas] aparentes e para combater os sofismas, jamais se distanciando dos fatos claros, mas sempre se ocupando deles; porém, eles dizem que partem das [coisas] aparentes, e não do analogismo, e prosseguem em direção aos não evidentes, em absoluto, e de vários modos – pois, partindo das mesmas [coisas] aparentes, chega-se ora a um ora a outro dos não evidentes. Aí, eles lançam mão de uma diafonia[117] insolúvel,[118] que, dizem eles, é sinal da inapreensibilidade.[119] De fato, eles chamam de apreensão[120] o conhecimento verdadeiro e seguro, e a inapreensibilidade o seu contrário; e dizem que a inapreensibilidade é a causa da diafonia insolúvel, mas a dia-

1.79.1 fonia é, por sua vez, sinal da inapreensibilidade. // Dizem que o

ἀνομολογίαν εἶναί φασιν, οὐ τὴν περὶ τῶν φαινομένων. ἐνταῦθα γὰρ ἕκαστον φανὲν οἷόν ἐστι μαρτυρεῖ μὲν τοῖς ἀληθεύουσιν, ἐξελέγχει δὲ τοὺς ψευδομένους. τοιαῦτα μυρία πρὸς ἀλλήλους ἀμφισβητοῦσιν ἐμπειρικοί τε καὶ δογματικοὶ τὴν αὐτὴν θεραπείαν ἐπὶ τῶν αὐτῶν παθῶν ποιούμενοι, ὅσοι γε νόμῳ καθ' ἑκατέραν τὴν αἵρεσιν ἤσκηνται.

(VI) Οἱ δὲ μεθοδικοὶ καλούμενοι, οὕτω γὰρ ἑαυτοὺς ὠνόμασαν, ὥσπερ οὐχὶ καὶ τῶν ἔμπροσθεν δογματικῶν μεθόδῳ τὴν τέχνην μεταχειρίσασθαι φασκόντων, οὐ μέχρι λόγου μοι δοκοῦσι ταῖς παλαιαῖς ἀμφισβητεῖν αἱρέσεσιν, ἀλλ' ἤδη καὶ τῶν ἔργων τῆς τέχνης πολλὰ μετακοσμεῖν, οἵ γ' οὔτε τόπον πεπονθότα χρήσιμον οὐδὲν ἔχειν φασὶν εἰς θεραπείας ἔνδειξιν οὔτ' αἰτίαν οὔθ' ἡλικίαν οὔθ' ὥραν οὔτε χώραν οὔτε τοῦ νοσοῦντος τῆς δυνάμεως τὴν ἐπίσκεψιν ἢ τῆς φύσεως ἢ τῆς ἕξεως αὐτοῦ. παραιτοῦνται δὲ καὶ [τὰς ὥρας καὶ τὰς χώρας καὶ] τὰ ἔθη, παρὰ μόνων τῶν παθῶν τὴν ἔνδειξιν τοῦ συμφέροντος ἀρκεῖν αὐτοῖς φάσκοντες οὐδὲ παρὰ τούτων κατ' εἶδος, ἀλλὰ κοινῇ καὶ

1.80.1 καθόλου τιθέμενοι. // καὶ δὴ καὶ καλοῦσι κοινότητας αὐτὰ δὴ ταῦτα τὰ διὰ πάντων διήκοντα τῶν ἐν μέρει καὶ πειρῶνταί γ' οἱ μὲν τῶν κατὰ δίαιταν νοσημάτων, ἔνιοι δὲ καὶ πάντων ἁπλῶς δύο κοινότητας ἐπιδεικνύναι καί τινα τρίτην μικτήν. ὀνόματα δ' αὐταῖς ἔθεντο στέγνωσιν καὶ ῥύσιν καὶ πᾶν νόσημά φασιν ἢ στεγνὸν ἢ ῥοῶδες εἶναι ἢ ἐξ ἀμφοῖν ἐπιπεπλεγμένον. εἰ μὲν γὰρ αἱ φυσικαὶ τῶν σωμάτων κενώσεις ἴσχοιντο, στεγνὸν καλοῦσιν, εἰ δέ τι μᾶλλον φέροιντο, ῥοῶδες· ἡνίκα δὲ καὶ ἴσχοιντο καὶ φέροιντο, τὴν ἐπιπλοκὴν ἐν τούτῳ συνίστασθαι, καθάπερ ἐπ' ὀφθαλμοῦ φλεγμαίνοντός θ' ἅμα καὶ ῥευματιζομένου. τὴν γὰρ φλεγμονὴν στεγνὸν οὖσαν πάθος, ὅτι μὴ μόνη

desacordo acerca das [coisas] não evidentes é insolúvel, ao passo que [isso] não [ocorre com as coisas] aparentes, pois, quanto a estas [i.e., as coisas aparentes], cada uma [delas] é testemunha a favor dos que dizem a verdade, e condena[121] os que mentem. Tais são as inumeráveis divergências entre os Empiristas e os Dogmáticos, que adotam a mesma terapia para as mesmas afecções, ao menos aqueles que, convencionalmente, exercem sua atividade em uma das escolas.

(VI) Os chamados Metódicos – pois assim nomeiam a si mesmos, como se os Dogmáticos acima não afirmassem praticar a arte com método[122] –, ao que me parece, divergem das antigas escolas não só pelo discurso,[123] mas também pela grande mudança na prática da arte [médica]; eles asseveram que o lugar afetado não aponta nada útil[124] para a indicação[125] da terapia, nem a causa, nem a idade, nem a estação do ano, nem o local, nem a investigação da força do enfermo, de sua natureza ou da sua constituição.[126] Depreciam, também, os costumes, dizendo que basta a indicação do favorável,[127] que se extrai apenas das afecções,[128] porém não o tomando de forma específica, mas de forma geral e genérica. // E também chamam de "generalidade"[129] as características que se encontram em todas as afecções particulares e tentam demonstrar que existem – algumas nas doenças do regime,[130] enquanto outras em todas – duas generalidades e uma terceira mista.[131] A essas [generalidades] deram o nome de estenose[132] e fluxo, e dizem que toda doença é ou constipada,[133] ou acompanhada de fluxo,[134] ou composta por ambos. Assim, chamam-nas [i.e., as generalidades] de estenose no caso de obstrução das evacuações naturais dos corpos, e de fluidas se forem abundantes (e quando há retenção e excesso, nisso consiste uma mescla,[135] como em um olho inflamado,[136] que ao mesmo tempo sofre com o fluxo).[137] Tendo em vista que a inflamação é uma afecção consti-

νῦν, ἀλλὰ σὺν τῷ ῥεύματι περὶ ἕνα καὶ τὸν αὐτὸν τόπον ἐγένετο, τὸ σύμπαν ποιεῖν πάθος ἐπιπεπλεγμένον. ἔνδειξιν δὲ τοῦ συμφέροντος ἐπὶ μὲν τῶν στεγνῶν τὴν χάλασιν, ἐπὶ δὲ τῶν ῥοωδῶν τὴν στάλσιν ὑπάρχειν. γόνατος μὲν γάρ, εἰ τύχοι, φλεγμαίνοντος χαλᾶν φασι χρῆναι, ῥέουσαν δὲ τὴν

1.81.1 κοιλίαν // ἢ τὸν ὀφθαλμὸν ἐπέχειν τε καὶ στέλλειν, ἐν δὲ τοῖς ἐπιπεπλεγμένοις πρὸς τὸ κατεπεῖγον ἵστασθαι· τῷ γὰρ μᾶλλον ἐνοχλοῦντι καὶ τὸν κίνδυνον ἐπιφέροντι, τοῦτ' ἔστι τῷ ἰσχυροτέρῳ, ἐναντιοῦσθαί φασι δεῖν μᾶλλον ἢ θατέρῳ. τί δὴ οὖν οὐχὶ δογματικοὺς ἑαυτοὺς ἐκάλεσαν ἐνδείξει τὰ βοηθήματα ποριζόμενοι; διότι, φασίν, οἱ δογματικοὶ τὸ ἄδηλον ἐρευνῶσιν, ἡμεῖς δ' ἐν τοῖς φαινομένοις διατρίβομεν. ἀμέλει καὶ ὅλην τὴν αἵρεσιν ἑαυτῶν οὕτως ὁρίζονται γνῶσιν φαινομένων κοινοτήτων, καὶ ἵνα μὴ κοινὸς ὁ ὅρος εἶναι δοκῇ ταῖς ἄλλαις ἁπάσαις τέχναις, καὶ γὰρ κἀκείνας γνώσεις εἶναι νομίζουσι φαινομένων κοινοτήτων, διὰ τοῦτο προστιθέασιν, ἀκολούθων τῷ τῆς ἰατρικῆς τέλει. τινὲς δ' αὐτῶν οὐκ ἀκολούθων ἀλλὰ συμφώνων προσέθεσαν, οἱ πλεῖστοι δ' ἄμφω συνθέντες γνῶσιν εἶναι φαινομένων κοινοτήτων τὴν μέθοδόν φασι συμφώνων καὶ ἀκολούθων τῷ τῆς ἰατρικῆς τέλει, τινὲς δ' ὥσπερ καὶ ὁ Θεσσαλὸς

1.82.1 προσεχῶν καὶ ἀναγκαίων πρὸς ὑγίειαν. ταῦτα δὴ // ἀξιοῦσι μήτε δογματικοὶ καλεῖσθαι, μηδὲ γὰρ δεῖσθαι τοῦ ἀδήλου, καθάπερ ἐκεῖνοι, μήτ' ἐμπειρικοί, κἂν ὅτι μάλιστα περὶ τὸ φαινόμενον διατρίβωσιν, τῇ γὰρ ἐνδείξει κεχωρίσθαι αὐτῶν. οὐ μὴν οὐδ' ἐν αὐτῷ τῷ τρόπῳ τῆς περὶ τὸ φαινόμενον διατριβῆς ὁμολογεῖν ἑαυτούς φασι τοῖς ἐμπειρικοῖς· ἐκείνους μὲν γὰρ ὡς ἀγνώστων ἀποχωρῆσαι τῶν ἀδήλων, ἑαυτοὺς δ' ὡς ἀχρήστων, καὶ τοὺς μὲν ἐμπειρικοὺς τήρησιν ἐπὶ τοῖς φαινομένοις, αὐτοὺς δ' ἔνδειξιν ἔχειν. ἔν τ' οὖν τούτοις

pada que não está só, mas que se gera com o fluxo em torno de um único e mesmo lugar, convertendo-se, em conjunto, em uma afecção composta.[138] A indicação do favorável para as constipações é o relaxamento, e para as fluidas, a compressão.[139] Assim, se um joelho

1.81.1 estivesse inflamado, seria preciso relaxá-lo, e se o ventre[140] // ou um olho apresentasse fluxo, seria necessário comprimi-lo e adstringi-lo, e, nos estados compostos, agir contra o sintoma mais urgente – pois dizem que se deve atacar[141] o que é mais problemático e perigoso, ou seja, aquela [afecção] mais forte que a outra anterior. Por que, então, eles não se denominaram Dogmáticos, se administram remédios mediante a indicação?[142] Porque, dizem, os Dogmáticos investigam o não evidente, enquanto nós nos ocupamos das [coisas] aparentes. E, de fato, definem toda a sua escola como o conhecimento das [coisas] aparentes em geral; e, para a definição não parecer em comum com a de todas as outras artes – pois consideram que também aquelas [outras artes] consistem em conhecimento das [coisas] aparentes em geral –, por isso acrescentam "em conformidade com a finalidade da medicina".[143] Alguns deles não acrescentam "em conformidade", mas "em harmonia"; a maioria, porém, conjuga ambas [as definições] e diz que seu método é o conhecimento das [coisas] aparentes em geral, em harmonia e em conformidade com a finalidade da medicina;[144] e outros, como Téssalo,[145]

1.82.1 "conectados e necessários à saúde".[146] Por isso, // não querem se chamar nem de Dogmáticos – pois não precisam do não evidente, como estes – nem de Empiristas, ainda que se detenham ao máximo [no que é] aparente, pois se distinguem destes pela indicação. E dizem que não se assemelham aos Empiristas nem mesmo no modo de se deter [no que é] aparente. Uma vez que, por um lado, estes [i.e., os Empiristas] afastam-se das [coisas] não evidentes, enquanto incognoscíveis; por outro lado, [os Metódicos] as consideram

διαφέρειν ἑαυτοὺς ἑκατέρων φασὶ καὶ μάλιστ' ἐν οἷς ὥρας καὶ χώρας καὶ ἡλικίας καὶ τὰ τοιαῦτα σύμπαντα περικόπτουσιν, ἄχρηστα μὲν ὄντα φανερῶς, ὡς αὐτοὶ νομίζουσι, δόξης δὲ χάριν τοῖς ἔμπροσθεν ἰατροῖς τετιμημένα. καὶ τοῦτ' εἶναι τὸ μέγιστον ἀγαθὸν τῆς μεθοδικῆς αἱρέσεώς φασι καὶ σεμνύνονταί γε διὰ τοῦτο καὶ θαυμάζεσθαι δικαιοῦσι καὶ τῷ γε βραχὺν [εἶναι] τὸν βίον εἰπόντι, τὴν δὲ τέχνην μακρὰν ἐπιτιμῶσι· τοὐναντίον γὰρ ἅπαν αὐτὴν μὲν βραχεῖαν

1.83.1 εἶναι, τὸν δὲ βίον μακρόν. // ἀφαιρεθέντων γὰρ ἁπάντων τῶν ψευδῶς ὑπειλημμένων τὴν τέχνην ὠφελεῖν καὶ πρὸς μόνας τὰς κοινότητας ἀποβλεπόντων ἡμῶν οὔτε μακρὰν ἔτι τὴν ἰατρικὴν οὔτε χαλεπὴν εἶναι, ῥᾴστην δὲ καὶ σαφῆ καὶ μησὶν ἓξ ὅλην [τάχιστα] γνωσθῆναι δυναμένην. οὕτω μὲν γὰρ ἐπὶ τῶν κατὰ δίαιταν νοσημάτων εἰς στενὸν κομιδῇ συνῆκται τὸ πᾶν· ὡσαύτως δὲ κἀπὶ τῶν κατὰ χειρουργίαν τε καὶ φαρμακείαν. καὶ γὰρ ἐν ἐκείνοις καθόλου τινὰς κοινότητας ἐξευρίσκειν πειρῶνται καὶ σκοποὺς ὑποτίθενται τῶν ἰαμάτων ὀλίγους τὸν ἀριθμόν, ὥστ' ἐμοὶ μὲν δοκεῖν οὐδ' ἐν τοῖς πολυθρυλήτοις ἓξ μησὶν ἀλλὰ καὶ πολὺ θᾶττον ὅλην αὐτῶν τὴν τέχνην ἐκμαθεῖν ὑπῆρξεν, καὶ χρὴ χάριν οὕτω γιγνώσκειν αὐτοῖς τῆς συντόμου διδασκαλίας, εἴ γε μὴ ψεύδονται, ψευδομένοις δ' ὀλιγωρίαν ἐγκαλεῖν.

(VII) Ὅπως δ' ἄν τις μάλιστα δοκοίη μοι κρῖναι δικαίως ἢ τυφλώττοντας αὐτοὺς περὶ τὸ χρήσιμον ἢ μόνους τὸ περιττὸν ὀρθῶς φεύγοντας, ἤδη φράσω. καὶ γὰρ οὐδὲ σμικρὸν

1.84.1 ἔοικεν εἶναι τοῦτο τὸ σκέμμα οὐδὲ μέχρι λόγου μοι // προϊέναι μόνον δοκοῦσιν, ὥσπερ τῶν δογματικῶν τε καὶ ἐμπειρικῶν ὅσοι περὶ τῆς πρώτης τῶν βοηθημάτων εὑρέσεως φιλονεικοῦσι περὶ τῆς νῦν χρήσεως ὁμολογοῦντες ἀλλήλοις,

inúteis; e também, por um lado, os Empiristas observam [coisas] aparentes; por outro lado, [os Metódicos] têm a indicação.[147] Nesses pontos, dizem, diferenciam-se de ambas [escolas], e restringem a importância das estações do ano, dos locais, da idade e de todas as outras circunstâncias desse tipo, pois são manifestamente sem proveito, como eles creem, e honradas pelos médicos precedentes para obterem fama. E dizem que esse é o maior bem da Escola Metódica, e pelo qual se exaltam e consideram justo ser admirados,[148] censurando aquele que afirma que a vida é breve e a arte longa; pois, muito pelo contrário: esta [i.e., a arte] é breve e a // vida, longa.[149] É benéfico, assim, excluir todas as falsas suposições[150] da arte, e se nós considerarmos somente as generalidades, a medicina não será longa nem difícil, porém facílima e clara e poderá ser conhecida, em sua totalidade, em seis meses. Assim, quanto às doenças do regime, tudo se reduz ao mínimo; do mesmo modo no que diz respeito à cirurgia[151] ou à droga. Tendo em vista que, também nesses casos, [os Metódicos] tentam descobrir algumas generalidades universais e sugerem um pequeno número de remédios como escopo. Por conseguinte, a mim parece ser possível aprender toda sua arte não nos notórios seis meses, mas muito mais rapidamente, e se deve lhes conceder o mérito do ensinamento conciso, ao menos se não estiverem mentindo, mas, se mentem, serão acusados de negligência.[152]

(**VII**) Declararei, agora, como, em minha opinião, pode-se julgar com maior justiça se os Metódicos estão cegos sobre utilidade da medicina ou se eles são os únicos que evitam, certamente, o supérfluo, pois este tampouco parece ser um problema // pequeno. Parece-me que eles não se limitam ao discurso, como esses Dogmáticos e Empiristas, que gostam de discutir sobre quem descobriu primeiro os remédios, porém concordam uns com os outros sobre

ἀλλ' ἤτοι μεγάλα βλάπτεσθαι τὰ τῆς τέχνης ἔργα πρὸς τῆς μεθοδικῆς αἱρέσεως ἀναγκαῖον ἢ μεγάλ' ὠφελεῖσθαι. διττῆς δὲ τῆς ἐν τοῖς πράγμασι κρίσεως οὔσης τῆς μὲν διὰ τοῦ λόγου μόνου, τῆς δὲ διὰ τῶν φαινομένων ἐναργῶς, ἡ μὲν ἑτέρα ἡ διὰ μόνου τοῦ λόγου μείζων ἢ κατὰ τοὺς εἰσαγομένους ἐστίν· οὔκουν αὐτῆς νῦν ὁ καιρός· ἡ δ' ἑτέρα ἡ διὰ [μόνου] τοῦ φαίνεσθαι κοινὴ πάντων ἀνθρώπων ὑπάρχει. τί οὖν κωλύει ταύτῃ χρήσασθαι πρώτῃ σαφεῖ θ' ἅμα τοῖς εἰσαγομένοις οὔσῃ καὶ πρὸς αὐτῶν τῶν μεθοδικῶν τετιμημένῃ; διὰ παντὸς γοῦν οὐδὲν ἄλλ' ἢ τὸ φαινόμενον ὑμνοῦσι καὶ τοῦτο πρεσβεύουσιν ἐπὶ παντὶ καὶ τὸ ἄδηλον ἅπαν ἄχρηστον εἶναι λέγουσι. φέρε δὴ πρῶτον ἐπισκεψώμεθα περὶ τῶν προκαταρκτικῶν καλουμένων αἰτίων κανόνα τῆς κρίσεως τὸ φαινόμενον τιθέμενοι.

Καὶ πρῶτός γ' ὁ μεθοδικὸς παρελθὼν ὧδέ πως λεγέτω. Τί

1.85.1 δή ποτε ψύξεις // τε καὶ ἐγκαύσεις καὶ μέθας καὶ ἀπεψίας καὶ πλησμονὰς καὶ ἐνδείας καὶ κόπους καὶ ἀργίας καὶ ἐδεσμάτων ποιότητας καὶ ἐθῶν ὑπαλλαγάς, ὦ δογματικοί τε καὶ ἐμπειρικοί, μάτην πολυπραγμονεῖτε; πότερον ταῦτ' ἰᾶσθαι μέλλετε τὰς ἐν τῷ σώματι παρέντες διαθέσεις, ἃ τὴν ἀρχὴν οὐδὲ πάρεστιν [οὐκέτι τῶν τοιούτων οὐδέν], ἀλλ' αὐτὰ μὲν οἴχεται, τὸ δ' ὑπ' αὐτῶν γενόμενον ἐν τῷ σώματι μένει καὶ τοῦτο χρὴ ἰᾶσθαι· τοῦτο γάρ ἐστι τὸ πάθος. ἐπισκεπτέον οὖν αὐτό, οἷόν τί ἐστιν. εἰ μὲν γὰρ στεγνόν, χαλαστέον, εἰ δὲ ῥοῶδες, σταλτέον, ὑφ' ὅτου ἂν αἰτίου γεγονὸς ἑκάτερον ᾖ. τί δὴ οὖν ἔτι τὸ αἴτιον ὠφελεῖ, μήτε τοῦ ῥοώδους χαλάσεώς ποτε δεομένου μήτε τοῦ στεγνοῦ στάλσεως; ἢ πάντως οὐδέν, ὥς γε τὸ πρᾶγμα αὐτὸ δείκνυσιν.

Ὅμοιος δ' ὁ λόγος τοῖς μεθοδικοῖς καὶ περὶ τῶν ἀδήλων καὶ συνεκτικῶν ὀνομαζομένων αἰτίων· καὶ γὰρ κἀκεῖνα περιττὰ

seu uso.¹⁵³ A prática da arte necessariamente ou é muito prejudicada pela escola Metódica ou muito beneficiada. O juízo sobre as coisas é duplo: o primeiro apenas por meio da razão, o segundo por meio do visivelmente aparente. Por um lado, o [juízo feito] por meio da razão somente é muito extenso para os principiantes — e agora não é, de fato, o momento oportuno [de tratar dele] —, por outro lado, o [juízo feito] por meio <somente> do aparente é comum a todos os homens.¹⁵⁴ Então, o que impede que se lance mão disso [i.e., do aparente] primeiro, uma vez que é claro para os principiantes e também honrado pelos próprios Metódicos? Porque em toda ocasião nada fazem além de celebrar o aparente e o honram continuamente, dizendo que o não evidente é completamente inútil. Examinemos¹⁵⁵ primeiro as chamadas "causas antecedentes" tomando como medida de juízo¹⁵⁶ o aparente.

1.85.1 Em primeiro lugar, o Metódico se apresenta dizendo assim: // "Dogmáticos e Empiristas, por que se ocupam tanto com os esfriamentos e aquecimentos, as embriaguezes e indigestões, as abundâncias e carências, as fadigas e repousos, a qualidade dos alimentos e as mudanças de hábitos, em vão? Propõem curar isso, que não se apresenta desde o começo, desconsiderando as disposições do corpo; porém, estas [circunstâncias] passam, mas seu efeito permanece no corpo, e é isso que se deve curar, pois isso [i.e., o efeito] é a afecção. Então, examina-se ela, tal como ela é. E, por um lado, se é constipada, deverá ser relaxada; por outro lado, se é fluida, deverá ser adstringida, seja qual for o tipo de causa que a tenha produzido. Então, que benefício tem a causa se a afecção fluida nunca exige laxação e nem a constipada requer a retenção? Absolutamente nenhum, como demonstram os próprios fatos".¹⁵⁷

O discurso dos Metódicos sobre as causas chamadas não evidentes e conjuntas¹⁵⁸ é semelhante, pois dizem que essas também

φασιν εἶναι, τοῦ πάθους τὴν οἰκείαν θεραπείαν ἐνδεικνυμένου καὶ χωρὶς τοῦ γνωσθῆναι τὴν αἰτίαν, ὑφ' ἧς ἐγένετο. τῷ

1.86.1 δ' αὐτῷ τρόπῳ τῶν λόγων ἐπί τε // τὰς ὥρας καὶ τὰς χώρας καὶ τὰς ἡλικίας μεταβαίνουσι, θαυμάζοντες κἀνταῦθα τῶν παλαιῶν ἰατρῶν, εἰ μὴ συνιᾶσιν οὕτως ἐναργοῦς πράγματος· ἡ γάρ τοι φλεγμονή, φασί, πάθος οὖσα στεγνόν, οὐ δήπου, θέρους μὲν εἰ γένοιτο, τῶν χαλώντων δεῖται βοηθημάτων, χειμῶνος δ' ἄλλων τινῶν, ἀλλ' ἐν ἀμφοτέραις ταῖς ὥραις τῶν αὐτῶν, οὐδ' ἐπὶ μὲν τῆς τῶν παίδων ἡλικίας τῶν χαλαστικῶν, ἐπὶ δὲ τῆς τῶν πρεσβυτέρων τῶν στελλόντων, οὐδ' ἐν Αἰγύπτῳ μὲν τῶν χαλώντων, Ἀθήνησι δὲ τῶν ἐπεχόντων. ἀνάπαλιν δὲ τῇ φλεγμονῇ τὸ ῥοῶδες πάθος οὐδέποτε τῶν χαλώντων ἀλλ' ἀεὶ τῶν στελλόντων δεῖται καὶ χειμῶνος καὶ ἦρος καὶ θέρους καὶ φθινοπώρου καὶ παιδὸς ὄντος τοῦ νοσοῦντος καὶ ἀκμάζοντος καὶ γέροντος καί, εἰ τύχοι, περὶ τὴν Θρᾴκην ἢ τὴν Σκυθίαν ἢ τὴν Ἰωνίαν [εἶναι ὁ ἀρρωστῶν]. οὔκουν οὐδὲν τῶν τοιούτων εἰς οὐδὲν χρήσιμον εἶναί φασιν ἀλλὰ μάτην ταῦτα πάντα πολυπραγμονεῖσθαι.

Τί δὲ καὶ τὰ μέρη τοῦ σώματος [ἐπισκοπῆσαι]; ἆρ' οὐχὶ καὶ
1.87.1 ταῦτα μάταια πρὸς ἔνδειξιν θεραπείας; ἢ τολμησάτω τις // εἰπεῖν, ὡς ἐν μὲν τῷ νευρώδει μέρει τὴν φλεγμονὴν χαλαστέον, ἐν δὲ τῷ ἀρτηριώδει ἢ φλεβώδει ἢ σαρκώδει σταλτέον. ἢ ὅλως εἴ τι στεγνὸν ἔν τινι μέρει τοῦ σώματος γένοιτο, τολμησάτω τις εἰπεῖν, ὡς οὐ χαλαστέον αὐτὸ ἢ οὐ σταλτέον τὸ ῥοῶδες. εἰ τοίνυν ἡ τοῦ μέρους φύσις οὐδὲν ὑπαλλάττει τῆς θεραπείας τὸν τρόπον, ἀλλ' ἀεὶ κατὰ τὸ γένος τοῦ πάθους ἡ τῶν βοηθημάτων εὕρεσις, ἄχρηστος φανερῶς ἡ τοῦ μέρους ἐπίσκεψις. ὁ μὲν δὴ μεθοδικὸς τοιοῦτος, ὡς τύπῳ φάναι.

(VIII) Παρίτω δ' ἐπ' αὐτῷ δεύτερος ὁ ἐμπειρικὸς ὧδέ πως λέγων· Ἐγὼ τῶν φαινομένων οὐδὲν οἶδα πλέον οὐδ' ἐπαγγέλλομαί τι σοφώτερον ὧν πολλάκις ἐθεασάμην. εἰ μὲν δὴ

são supérfluas e que a afecção indica a terapia apropriada sem que a causa que a produziu seja conhecida. Usam esse mesmo modo de discurso // sobre as estações do ano, os locais e as idades, e se espantam porque, nesse ponto, os médicos antigos não perceberam um fato tão claro. A inflamação, dizem, sendo uma afecção constipada, se surgir no verão, não requer em absoluto remédios laxativos, e outros diferentes [se surgir] no inverno, mas os mesmos em ambas as estações do ano; nem laxativos na idade da infância ou constipadores na velhice; nem laxativos no Egito ou retentivos em Atenas. Ao contrário da inflamação, a afecção com fluxo não precisa nunca dos laxativos, porém necessita sempre dos constipadores, seja no inverno, na primavera, no verão ou no outono, seja o enfermo uma criança, um adulto ou um ancião e se, por acaso, ocorre na Trácia, na Cítia ou na Jônia. Portanto, dizem que nenhum desses fatores serve para nada, mas que tudo isso é se ocupar em vão.[159]

E as partes do corpo? Acaso elas são inúteis para a indicação da terapia? // Alguém ousaria dizer que a inflamação tem que ser relaxada na parte nervosa, mas adstringida na parte arteriosa, venosa ou carnosa [?] Ou, em geral, se surge uma constipação em alguma parte do corpo, ousa alguém dizer que esse fluxo não deve se relaxar nem se adstringir? Se, portanto, a natureza da parte não modifica o modo da terapia, mas a descoberta dos remédios sempre depende do gênero de afecção, a investigação da parte será, claramente, inútil. Expondo de forma sucinta, assim se configura o Metódico.

(VIII) Depois dele, apresenta-se, em segundo lugar, o Empirista e fala da seguinte maneira:[160] "Eu não conheço nada mais que os aparentes e anuncio[161] que nada é mais sensato do que o que tenho

ἀτιμάζεις τὸ φαινόμενον, ὥσπερ τινὸς ἔμπροσθεν ἀκοῦσαί μοι δοκῶ σοφιστοῦ, ἡμῖν μὲν ὥρα πρὸς τοὺς τιμῶντας αὐτὸ τὸ φαινόμενον ἀπαλλάττεσθαι, σὺ δ' ἂν ἤδη νικῴης νίκην Καδμείαν. εἰ δ', ὥσπερ καὶ κατ' ἀρχὰς ἤκουσά σου, τὸ μὲν ἄδηλον ἅπαν ἄχρηστον εἶναι φάσκεις, ἔπε // σθαι δ' ὁμολογεῖς τοῖς ἐναργέσι, τάχ' ἄν σοι δείξαιμι τὸ παρορώμενον ὑπομνήσας τοῦ φαινομένου.

1.88.1

Δηχθέντες ὑπὸ κυνὸς λυττῶντος ἄνθρωποι δύο πρὸς τοὺς συνήθεις ἰατροὺς ἐπορεύθησαν ἰάσεως δεόμενοι. σμικρὸν δ' ἦν ἑκατέρου τὸ ἕλκος, ὡς μηδὲ τὸ δέρμα πᾶν διηρῆσθαι, καὶ τὴν θεραπείαν ὁ μὲν ἕτερος αὐτῶν ἐποιεῖτο τοῦ ἕλκους μόνου μηδὲν ἄλλο πολυπραγμονῶν καὶ δι' ὀλίγων γ' ἡμερῶν ὑγιὲς ἀπέφηνε τὸ μέρος· ὁ δ' ἕτερος, ἐπειδὴ λυττῶντ' ἔγνω τὸν κύνα, τοσοῦτον ἀπέδει τοῦ σπεύδειν εἰς οὐλὴν ἄγειν τὸ ἕλκος, ὥστ' αὐτὸ τοὐναντίον ἀεὶ καὶ μᾶλλον εἰργάζετο μεῖζον ἰσχυροῖς τε καὶ δριμέσι χρώμενος φαρμάκοις ἕως χρόνου συχνοῦ καὶ πίνειν δ' αὐτὸν κατηνάγκαζεν ἐν τῷ χρόνῳ τούτῳ φάρμακα τὰ λύττης ἰάματα, ὡς ἔφασκεν αὐτός. καὶ δὴ καὶ οὕτως ἐτελεύτα τὸ συμβὰν ἀμφοτέροις· ὁ μὲν ἐσώθη τε καὶ ὑγιὴς ἐγένεθ' ὁ πιὼν τὰ φάρμακα, ὁ δ' ἕτερος οὐδὲν ἔχειν κακὸν οἰόμενος ἐξαίφνης ἔδεισέ τε τὸ ὕδωρ καὶ σπασθεὶς ἀπέθανεν. ἆρά σοι δοκεῖ μάτην τὸ προκατάρξαν αἴτιον

1.89.1

ἐν τούτοις ἐρευνᾶσθαι; ἢ δι' ἄλλο τι ἀπέθανεν // ὁ ἄνθρωπος πλὴν διὰ τὴν ὀλιγωρίαν τοῦ ἰατροῦ μήτε πυθομένου περὶ τῆς αἰτίας μηδὲν μήτε τὴν τετηρημένην ἐπ' αὐτῷ θεραπείαν παραλαβόντος; ἐμοὶ μὲν γὰρ οὐ δι' ἄλλο τι φαίνεται ἢ διὰ τοῦτο.

Ἐπεὶ δὲ τῷ φαινομένῳ ἕπομαι, παρελθεῖν οὐ δύναμαι τοιοῦτον οὐδὲν αἴτιον· οὕτω δὲ καὶ ἡλικίαν οὐ δύναμαι παραδραμεῖν οὐδ' ἀτιμάσαι· καὶ γὰρ κἀνταῦθ' ἀναγκάζει με πιστεύειν τὸ φαινόμενον, τῶν αὐτῶν [κατὰ πάντα] παθῶν οὐ πάντοτε τὴν αὐτὴν θεραπείαν ἐνδεικνυμένων ἀλλ' ἔστιν ὅτε τοσοῦτον διαφέρουσαν ἐν ταῖς διαφόροις ἡλικίαις, ὥστε

observado várias vezes.¹⁶² Se de fato você desconsidera o aparente, como me parece ter ouvido de algum sofista anteriormente, [então] para nós é hora de nos movermos em direção a quem considera o aparente,¹⁶³ e você pode ter uma vitória cadmeia.¹⁶⁴ Mas, se, assim

1.88.1 como escutei você [dizer] no princípio, // [agora] diz que todo o não evidente é inútil, mas concorda em se ater aos fatos claros, talvez eu possa mostrar o que você negligencia, rememorando o aparente.

Dois homens foram mordidos por um cão raivoso e buscaram uma cura em seus médicos de costume. A ferida de cada um era pequena, tanto que a pele não estava aberta, e um deles [i.e., dos médicos] aplicou a terapia somente sobre a ferida, sem se preocupar com nenhuma outra coisa, e em poucos dias a parte pareceu curada. O outro, depois de discernir que o cão estava raivoso, deixou de pressionar a ferida para cicatrizá-la; ao contrário, fazendo-a sempre ficar maior, durante muito tempo aplicou drogas fortes e pungentes, obrigando [o enfermo] a beber, durante esse tempo, drogas que curavam a raiva, como ele disse. E assim terminou o ocorrido para os dois: aquele que ingeriu as drogas se salvou e recobrou a saúde; o outro, que se supunha não ter mal, repentinamente teve medo da água e morreu com espasmos. Acaso a investigação da causa ante-

1.89.1 cedente lhe parece vã nesses casos? // E por que motivo o outro homem morreu, além da negligência do médico que não inquiriu pela causa nem adotou a terapia observada? De fato, para mim está claro que não foi outra [razão] além dessa.

Porém, uma vez que sigo o aparente, não posso ignorar uma causa desse tipo.¹⁶⁵ Desse modo, não posso omitir a idade [do enfermo] nem dela desdenhar. Também quanto a isso sou forçado a confiar no aparente, sendo que as mesmas afecções não indicam sempre a mesma terapia. Tais [terapias], porém, diferem conforme a diversidade de idades, assim como não só variam na quantidade

μὴ ποσότητι μόνον ἢ τρόπῳ βοηθημάτων διαλλάττειν ἀλλ' ὅλῳ τῷ γένει.

πλευριτικοὺς γοῦν πολλοὺς ἀκμάζοντάς τε καὶ ἰσχυροὺς εἶδον ἐγὼ πολλάκις καὶ ὑφ' ὑμῶν φλεβοτομουμένους, ἀλλ' οὐδένα τῶν ἐν ἐσχάτῳ γήρᾳ ἢ κομιδῇ σμικρὸν παῖδα οὔθ' ὑμεῖς ἐτολμήσατε διὰ φλεβὸς κενοῦν οὔτ' ἄλλος οὐδεὶς οὐδεπώποτε.

Τί δ' ὅταν Ἱπποκράτης εἴπῃ· 'ὑπὸ κύνα καὶ πρὸ κυνὸς ἐργώδεες αἱ φαρμακεῖαι·' καὶ ὅταν αὖ πάλιν· 'φαρμακεύειν θέρεος

1.90.1 μὲν μᾶλλον τὰς ἄνω, χειμῶνος // δὲ τὰς κάτω' πότερον ἀληθεύειν ὑμῖν ἢ ψεύδεσθαι δοκεῖ; καθ' ἑκάτερον γὰρ ἀπορήσειν ὑμᾶς ἀποκρίσεως οἴομαι· ψεύδεσθαι μὲν γὰρ εἰ φαίητε, τὸ φαινόμενον ἀτιμάζετε, ὃ τιμᾶν προσεποιεῖσθε· φαίνεται γὰρ οὕτως ἔχον τἀληθές, ὡς Ἱπποκράτης λέγει· εἰ δ' ἀληθεύειν εἴποιτε, προσίεσθε τὰς ὥρας, ἃς ἀχρήστους ἀπεφήνασθε. νομίζω δ' ὑμᾶς μηδὲ πόρρω που τῆς οἰκείας ἀποδημῆσαι μηδ' ἐν πείρᾳ γενέσθαι διαφορᾶς χωρίων· ἢ πάντως ἂν ἠπίστασθε τοὺς μὲν ὑπὸ ταῖς ἄρκτοις οὐ φέροντας τὰς ἀθρόας τοῦ αἵματος κενώσεις, ὥσπερ οὐδὲ τοὺς κατ' Αἴγυπτόν τε καὶ ὅλην τὴν μεσημβρίαν, τοὺς δ' ἐν μέσῳ τούτων ἐναργῆ πολλάκις τὴν ὠφέλειαν ἐπὶ ταῖς φλεβοτομίαις λαμβάνοντας.

Τὸ δὲ μηδὲ τὰ μέρη τοῦ σώματος ἐπισκοπεῖσθαι πάνυ μοι θαυμαστὸν ἐφ' ὑμῶν καταφαίνεται καὶ δεινῶς ἄτοπον οὐ τοῖς ἀληθέσι μόνον ἀλλὰ καὶ τοῖς ὑφ' ὑμῶν αὐτῶν πραττομένοις ἐναντίον. ὦ πρὸς τῶν θεῶν, ἔνθ' ἂν ἡ φλεγμονὴ

1.91.1 γένηται, τῆς αὐτῆς δεῖται θεραπείας, κἂν ἐν // σκέλει κἂν ἐν ὠτὶ κἂν ἐν στόματι κἂν ἐν ὀφθαλμοῖς; τί δήποτ' οὖν πολλάκις ὑμᾶς ἐθεασάμην τὰς μὲν ἐν τοῖς σκέλεσι φλεγμονὰς καὶ ἀποσχάζοντας σμίλῃ καὶ ἀποβρέχοντας ἐλαίῳ, τοὺς δ' ὀφθαλμοὺς οὐδεπώποτε; τί δὲ τοὺς μὲν ὀφθαλμοὺς τοῖς στύφουσιν ἰᾶσθε φαρμάκοις φλεγμαίνοντας, οὐχὶ δέ γε

ou tipo dos remédios, mas em todo o gênero.[166] Com efeito, vi que frequentemente vocês praticam flebotomia[167] em muitos adultos fortes que sofrem de pleurisia,[168] mas ninguém, nem vocês, jamais ousou a evacuação venosa em [pessoas com] idade muito avançada ou em crianças muito pequenas.

E, quando Hipócrates[169] diz que 'em plena canícula e antes da canícula as drogas [purgantes] são problemáticas'[170] – e mais ainda – 'no verão se deve purgar[171] todas as partes superiores, no inverno

1.90.1 as // inferiores', vocês supõem que ele diz a verdade ou que mente? De fato, suspeito que vocês se encontram em aporia diante de cada uma das respostas. Isso porque se dizem que ele mente, desonram o aparente, que procuram honrar, pois essa verdade que Hipócrates diz é evidente; e se afirmam que ele diz a verdade, admitem a importância das estações do ano, que declaram inúteis.

Penso que vocês nunca se distanciaram muito da sua terra[172] nem experimentaram a diversidade das regiões; ou, então, certamente saberiam que os habitantes do Ártico não suportam evacuações de sangue constantes, como tampouco os que habitam no Egito nem em todo o meio-dia, enquanto os habitantes das regiões intermediárias obtêm, muitas vezes, um benefício visível com as flebotomias.

Muito me espanta em vocês [o fato] óbvia e terrivelmente absurdo de não considerarem as partes do corpo, não somente contrariando a verdade, mas também a sua própria prática.[173] Pelos deuses, onde quer que surja uma inflamação, ela requererá a mesma terapia,

1.91.1 // seja na perna, no ouvido, na boca ou nos olhos? Então por que muitas vezes observei que vocês cortam as inflamações das pernas com um bisturi e as lavam com óleo, e jamais [procedem dessa maneira] nos olhos? Por que curam os olhos inflamados com drogas adstringentes, mas não untam as pernas com elas? Além disso, por que não curam os ouvidos inflamados com os remédios dos olhos?

καὶ τὰ σκέλη τοῖς αὐτοῖς ἐπαλείφετε; τί δ' οὐχὶ καὶ τὰ ὦτα φλεγμαίνοντα τοῖς τῶν ὀφθαλμῶν ἰᾶσθε βοηθήμασι; τί δ' οὐχὶ καὶ τοὺς ὀφθαλμοὺς τοῖς τῶν ὤτων; ἀλλ' ἕτερον μὲν ὤτων φλεγμονῆς, ἕτερον δ' ὀφθαλμῶν ἐστι φάρμακον. ὄξος μὲν γὰρ μετὰ ῥοδίνου φλεγμονῆς ὤτων ἀγαθὸν φάρμακον, ἀλλ' οὐκ οἶμαί τινα τολμήσειν ἐγχεῖν αὐτὸ φλεγμαίνουσιν ὀφθαλμοῖς· εἰ δὲ καὶ τολμήσειεν, οὐ μετὰ σμικρᾶς εὖ οἶδ' ὅτι ζημίας πειράσεται τῆς τόλμης. καὶ γαργαρεῶνος φλεγμαίνοντος ἀγαθὸν φάρμακον ἀκάνθης Αἰγυπτίας ὁ καρπός, ἀγαθὸν δὲ καὶ ἡ σχιστὴ στυπτηρία. ἆρ' οὖν ταῦτα καὶ ὀφθαλμῶν φλεγμαινόντων καὶ ὤτων ἢ πᾶν τοὐναντίον ἐσχάτη βλάβη;

1.92.1 Καὶ ταῦτα πάντα λέγω συγχω // ρήσας ὑμῖν τὴν πρώτην ὑπόθεσιν, ὡς χρὴ τὴν μὲν ἐν τοῖς σκέλεσιν ἢ ταῖς χερσὶ φλεγμονὴν χαλᾶν, οὐ μὴν τήν γε τῶν ὀφθαλμῶν ἢ τοῦ γαργαρεῶνος ἢ τῶν ὤτων. εἰ δ' ὅτι καὶ τὴν ἐν τοῖς σκέλεσιν ἢ ταῖς χερσὶν οὐκ ἐξ ἅπαντος τρόπου χαλαστέον ὑπομνήσαιμι, τάχ' ἂν γνοίητε, εἰ σωφρονήσετε, ὅσον ἁμαρτάνετε. ἔσται δὲ καὶ νῦν ὁ λόγος ἀνάμνησις τοῦ φαινομένου· τῶν γὰρ ἐπὶ μηδεμιᾷ πληγῇ φλεγμηνάντων ὁτιοῦν μέρος ἀλλ' αὐτομάτως ὑπαρξαμένων, τῆς πληθωρικῆς καλουμένης διαθέσεως παρούσης, οὐδεὶς χρῄζει χαλάσεως τοῦ μορίου πρὸ τῆς τοῦ ὅλου σώματος κενώσεως· οὐ μόνον γὰρ οὐδὲν μειώσεις ἀλλὰ καὶ προσαυξήσεις τὴν οὖσαν φλεγμονήν, εἰ τοῦτο δράσειας. ὅθεν ἐν τούτῳ μὲν τῷ καιρῷ τὰ στύφοντα καὶ ψύχοντα τῷ μέρει προσφέρομεν, ἡνίκα δ' ἂν τὸ ὅλον σῶμα κενώσωμεν, τηνικαῦτα καὶ τὸ φλεγμαῖνον μόριον ἀνέχεται τῶν χαλώντων. εἰ δ' ὑμᾶς μὴ πείθω ταῦτα λέγων, ὅπερ ἔφην ἀρχόμενος τοῦ λόγου, καιρὸς ἂν εἴη μοι πρὸς τοὺς τιμῶντας [αὐτὸ] τὸ φαινόμενον ἀπαλλάττεσθαι.

1.93.1 // (IX) Ταῦτ' εἰπόντος τοῦ ἐμπειρικοῦ παρελθὼν ὁ δογματικὸς ὧδέ πως λεγέτω· Τάχα μὲν εὖ φρονοῦντί σοι καὶ

Sobre as escolas de medicina para os iniciantes

E por que não curam os olhos com os [remédios] dos ouvidos? Mas existe um medicamento para a inflamação dos ouvidos e outro para a dos olhos. O vinagre com água de rosas é um bom remédio para a inflamação nos ouvidos, porém penso que ninguém se atreve a vertê-lo sobre os olhos inflamados; e se vertesse, estou certo de que pagaria caro por sua ousadia. E um bom remédio para a garganta inflamada é o fruto da acácia egípcia, mas é bom também o alume fóssil.[174] Diametralmente opostos, acaso tais [remédios provocarão] o pior dos danos para os olhos e os ouvidos inflamados?

1.92.1 E digo tudo isso por haver admitido // sua hipótese inicial, ou seja, que é preciso relaxar a inflamação das pernas ou das mãos, mas não a dos olhos, da garganta ou dos ouvidos. Se recordasse que, em todo caso, a inflamação nas pernas ou nas mãos não deve ser relaxada, talvez então vocês saberiam, se fossem sensatos, o quão equivocados estão. Também o presente discurso será uma recordação do aparente: pois qualquer parte que apresentar uma inflamação que não seja devida a um golpe, mas que tenha surgido espontaneamente, é chamada de 'disposição pletórica'. [Nela] ninguém relaxará a parte antes de evacuar todo o corpo, pois, se fizer isso, não apenas não diminuirá, mas aumentará a inflamação existente. Por isso, nessa ocasião aplicamos nessa parte os remédios adstringentes e refrigerantes, e, quando evacuamos todo o corpo, então também a parte inflamada resistirá aos laxativos. Mas, se não convenço vocês com esta argumentação, como eu disse no início do meu discurso, é o momento de me mover em direção a quem considera o aparente".

1.93.1 // (**IX**) Tendo o Empirista falado assim, o Dogmático, imediatamente depois, dirá como se segue: "por um lado, talvez você seja bem sensato[175] e isso seja suficiente para você não tomar como inútil nem a idade, nem a estação do ano, nem o local, tampouco a

ταῦτ' ἦν ἱκανὰ περὶ τοῦ μήθ' ἡλικίαν μήθ' ὥραν μήτε χώραν ἀλλὰ μηδὲ προκαταρκτικὸν αἴτιον μηδὲ μέρος τι τοῦ σώματος ἄχρηστον ὑπολαμβάνειν· εἰ δέ σε μήπω πέπεικεν ὁ ἐμπειρικὸς ὑπομιμνήσκων τῶν φαινομένων, ἀλλά τινος ἔτι καὶ λόγου δέει, τοῦτόν μοι δοκῶ προσθήσειν ἐγὼ καὶ τὴν ὑπόθεσίν σου τῆς αἱρέσεως ἀποδείξω σαθρὰν οὖσαν. ἀκούω μὲν γὰρ ὑμῶν λεγόντων γνῶσιν φαινομένων κοινοτήτων, ἐρωτῶν δ' ἑκάστοτε, περὶ τί μάλισθ' ἡ κοινότης αὕτη συνίσταται καὶ πῶς αὐτὴν γνωριοῦμεν, οὐδέπω καὶ νῦν μοι δοκῶ γνῶναι δύνασθαι. τὸ δ' αἴτιον· ἄχρι τῶν ὀνομάτων ἀλλήλοις ὁμολογεῖτε περὶ τῶν πραγμάτων διαφερόμενοι. τινὲς μὲν γὰρ ὑμῶν ταῖς κατὰ φύσιν ἐκκρίσεσι παραμετροῦσι τὸ στεγνὸν καὶ τὸ ῥοῶδες, ἰσχομένων μὲν αὐτῶν στέγνωσιν ὀνομάζοντες τὸ πάθος, ἀμέτρως δ' ἐκκρινομένων, ῥύσιν. ἄλλοι δέ τινες ἐξ ὑμῶν, οὐκ ὀλίγος χορός, ἐν αὐταῖς τῶν σωμάτων ταῖς διαθέσεσι // τὰ πάθη φασὶν εἶναι καὶ μέμφονταί γε δεινῶς τοῖς εἰς τὸ κενούμενον ἀποβλέπουσιν.

Ἐμοὶ δ' ὅπῃ δοκοῦσιν ἑκάτεροι σφάλλεσθαι, τάχ' ἂν ἤδη δηλώσαιμι. γιγνέσθω δ' ἡμῖν ὁ λόγος πρὸς ἐκείνους πρότερον, ὅσοι ταῖς κατὰ φύσιν ἐκκρίσεσι κρίνουσι τὰ πάθη· θαυμάζω γὰρ αὐτῶν, εἰ μήθ' ἱδρῶτάς ποτε μήτ' οὖρα μήτ' ἐμέτους μήτε διαχωρήματα πλείω τῶν κατὰ φύσιν εἶδον ἐν ταῖς νόσοις χρηστῶς κενούμενα, καὶ τὸ πάντων ἀτοπώτατον, εἰ μηδ' ἐκ ῥινῶν αἱμορραγίαν ποτὲ κρίνασαν ἐθεάσαντο. ταύτης μὲν γὰρ οὐ τὸ ποσὸν μόνον ἀλλ' ὅλον τὸ γένος παρὰ φύσιν, ἱδρώτων δ' ἢ οὔρων ἢ ὅσα κατὰ γαστέρα ἢ δι' ἐμέτων ὁρμᾷ, τὸ μὲν γένος οὐ παρὰ φύσιν, οὕτω γε μὴν ἄμετρόν ἐστί ποτε τὸ πλῆθος, ὥστ' ἐγὼ μὲν εἶδόν τινας εἰς τοσοῦτον ἱδρώσαντας ἄχρι τοῦ καὶ τὰ γνάφαλα διαβρέξαι καὶ ἄλλους δὲ κατὰ γαστέρα κενωθέντας ὑπὲρ τριάκοντα κοτύλας, ἀλλ'

causa antecedente, nem qualquer parte do corpo. Por outro lado, se o Empirista ainda não o convenceu relembrando os aparentes, há, porém, necessidade ainda de [mais] um argumento. Eu penso que o acrescentarei e demonstrarei que a hipótese da sua escola é insana.[176] De fato, ouvi falar sobre o conhecimento dos aparentes em geral.[177] Todavia, a cada ocasião em que pergunto a respeito do que consiste a generalidade e como podemos conhecê-la, até o presente momento não creio que posso entendê-la. Esta é a causa: estão de mútuo acordo quanto aos nomes, mas discordam quanto à ação, pois alguns de vocês medem a retenção e o fluxo das secreções naturais, e, por um lado, quando tais secreções ficam estancadas, chamam a afecção de 'constipação', e, por outro lado, quando são excessivas, de 'fluxo'. Mas alguns de vocês – e não um pequeno grupo – afirmam que as afecções estão nas próprias disposições dos corpos, // censurando terrivelmente aqueles que prestam atenção à evacuação.

1.94.1

No que é possível, esclarecerei agora, conforme minha opinião, que qualquer um dos dois se equivoca. O meu argumento será endereçado primeiro àqueles que julgam as afecções pelas secreções naturais, pois me espanta que eles não tenham visto que, nas doenças, o suor, as urinas, os vômitos e os excrementos sejam mais abundantes que o natural, e benéficos, e – o mais absurdo de tudo – que não tenham observado que uma hemorragia nasal conduz a uma crise. De fato, por um lado, [quanto à hemorragia nasal,] não somente a quantidade, mas todo seu tipo mesmo [i.e., qualquer sangramento] é contra a natureza; por outro lado, transpirações, urinas, ou o que quer que seja expulso pelo intestino ou por vômitos, não são, pelo seu tipo mesmo, contra a natureza, ao menos não quando sua quantidade não é desproporcional a tal ponto como no caso daqueles que eu vi transpirarem até encharcar os travesseiros e no caso de outros que evacuaram mais de trinta taças[178] pelo ventre. Contudo não me

οὐκ ἐδόκει τούτων οὐδὲν παύειν, ὅτι τὸ λυποῦν ἐκενοῦτο. καίτοι τῷ γε ταῖς κατὰ φύσιν ἐκκρίσεσιν εἰς ἅπαντα κανόνι χρωμένῳ // κωλυτέον ἦν τὰ τοιαῦτα συμπτώματα. διὸ καὶ πιθανώτεροί πως εἶναί μοι δοκοῦσιν οἱ τὰς διαθέσεις ἐν αὐτοῖς τοῖς σώμασι τὰς κοινότητας ὑποτιθέμενοι, θαυμάζω δὲ καὶ τούτων, ὅπως αὐτὰς φαινομένας ἐτόλμησαν εἰπεῖν· εἰ γὰρ μὴ τὸ ῥέον ἐκ τῆς κοιλίας ἡ ῥύσις ἐστὶν ἀλλ' ἡ διάθεσις τῶν σωμάτων, ἐξ ἧς τὸ ῥέον, οὐκ ἐνδέχεται δὲ ταύτην οὐδεμιᾷ τῶν αἰσθήσεων φαίνεσθαι, πῶς ἂν εἶεν αἱ κοινότητες ἔτι φαινόμεναι; καὶ γὰρ ἐν κώλῳ δυνατὸν τὴν τῆς ῥύσεως διάθεσιν εἶναι καὶ ἐν λεπτοῖς ἐντέροις καὶ περὶ τὴν νῆστιν καὶ [περὶ] τὴν γαστέρα καὶ τὸ μεσάραιον καὶ ἄλλα πολλὰ τῶν ἐντός, ὧν οὐδὲν οὔτ' αὐτὸ δυνατὸν αἰσθήσει λαβεῖν οὔτε τὸ πάθος αὐτοῦ. πῶς οὖν ἔτι φαινόμεναι λέγοιντ' ἂν αἱ κοινότητες, εἰ μή τι ἄρα καὶ τὸ διὰ σημείων γνωρίζεσθαι φαίνεσθαί τις ἐθέλοι καλεῖν; ἀλλ' εἰ τοῦτο, τίνι τῶν παλαιῶν ἰατρῶν ἔτι διαφέρουσιν, οὐκ οἶδα. πῶς δὲ [ταχέως καὶ] ἐν ἓξ μησὶν ἐπαγγέλλονται τὴν τέχνην ἐκδιδάσκειν; οὐ γὰρ ἂν οἶμαι σμικρᾶς δέοιντο μεθόδου πρὸς τὸ γνῶναί τι τῶν ἐκφευγόντων τὴν αἴσθησιν, ἀλλὰ τῷ τοῦτο // καλῶς ἐργασομένῳ καὶ ἀνατομῆς χρεία τῆς ἕκαστον τῶν ἐντὸς ὡς ἔχει φύσεως ἐκδιδασκούσης καὶ φυσικῆς θεωρίας οὐ σμικρᾶς, ἵνα τό τ' ἔργον ἑκάστου καὶ τὴν χρείαν ἐπισκέψηται· πρὶν γὰρ ταῦθ' εὑρεθῆναι τῶν ἐν τῷ βάθει τοῦ σώματος μορίων οὐδενὸς οἷόν τε διαγνῶναι τὸ πάθος. τί δεῖ λέγειν, ὅτι καὶ διαλεκτικῆς ἐνταῦθα χρεία μεγάλη, ἵν' ἐκ τίνων τί περαίνεται σαφῶς εἰδῇς καὶ μὴ παρακρουσθῇς ποτε σοφίσμασι μήθ' ὑφ' ἑτέρου μήθ' ὑφ' αὑτοῦ; καὶ γὰρ καὶ ἡμᾶς αὐτοὺς ἄκοντες ἔστιν [ἰδεῖν] ὅτε σοφιζόμεθα.

Καὶ μὴν καὶ οἷόν τί ἐστιν ἡ ῥύσις, ἡδέως ἂν αὐτοὺς ἐροίμην, εἰ διαλέγεσθαι μεμαθήκεσαν. οὐ γὰρ δὴ τοῦτό γε μόνον

pareceu oportuno fazer cessar o processo, pois o que causou a dor foi evacuado. E, assim, se alguém utiliza secreções naturais como medida // em tudo, sintomas desse tipo deveriam ser evitados. Por isso, me parecem mais persuasivos aqueles que levantam a hipótese de que as generalidades são as disposições dos corpos, mas também me espanto com aqueles que ousaram dizer que as generalidades são visíveis: pois, se o fluxo não é o fluido proveniente do intestino, mas a condição dos corpos pela qual o fluido provém, não é possível que essa condição apareça a qualquer um dos sentidos.[179] Como, então, as generalidades seriam aparentes? De fato, é possível que a disposição do fluxo esteja no cólon, no intestino delgado[180] ou no *intestinum jejunum*,[181] no ventre, no mesentério e em outros órgãos internos, os quais não se pode apreender pelos sentidos e nem mesmo a sua afecção. Como, então, ainda se poderia falar de generalidades aparentes, a menos que também se diga que 'aparente' seja algo que é conhecido por meio de sinais? Mas, se é assim, não sei ainda qual é a diferença em relação aos médicos antigos. E como eles [i.e., os Metódicos] proclamam que ensinam a arte em seis meses? Uma vez que eles precisariam, penso eu, de um método de considerável poder para reconhecer algo que escapa à percepção. Porém, // alguém que trabalhe perfeitamente precisará de uma dissecação que ensine a natureza de cada uma das partes internas e não uma quantidade pequena de teoria da natureza, para que possa examinar a função e o uso de cada parte, pois, até que se tenham descoberto essas questões relativas às partes ocultas nas profundezas do corpo, não será possível diagnosticar a afecção de nenhuma delas. É preciso dizer que há uma grande necessidade da dialética para que se tenha uma visão clara a partir do que a conclusão decorre, e para que nunca seja enganado por sofismas próprios ou dos outros? De fato, às vezes, nós também, sem querer, nos enganamos com um sofisma.

ἀρκεῖν ἡγοῦμαι τό τισιν ἐξ αὐτῶν εἰρημένον, ὅτι διάθεσίς τις παρὰ φύσιν ἡ ῥύσις ἐστί. τίς γὰρ ἡ διάθεσις εἰ μὴ μάθοιμεν, οὐδὲν ἂν οὐδέπω πλέον εἰδείημεν, ἆρά γε χάλασίς τις ἢ μαλακότης ἢ ἀραιότης· οὐδὲ γὰρ ἔστιν ἀκοῦσαί τι σαφὲς οὐδὲν αὐτῶν λεγόντων, ἀλλ' ὅ τι ἂν ἐπέλθῃ, νῦν μὲν τοῦτο, αὖθις δ'

1.97.1 ἐκεῖνο, πολλάκις δὲ καὶ // πάνθ' ἅμα, ὥσπερ οὐδὲν διαφέροντα, καὶ εἴ τις ἐπιχειρήσειε διδάσκειν αὐτούς, ὅπῃ διαφέρει ταῦτ' ἀλλήλων καὶ ὡς ἕκαστον αὐτῶν ἰδίας δεῖται θεραπείας, οὐ μόνον οὐχ ὑπομένουσιν ἀκούειν ἀλλὰ καὶ τοῖς παλαιοῖς ἐπιπλήττουσιν ὡς μάτην τὰ τοιαῦτα διοριζομένοις. οὕτως ἀταλαιπώρως ἔχουσι περὶ τὴν τῆς ἀληθείας ζήτησιν. ἀλλ' οὐδ' ὅτι τῷ μὲν χαλαρῷ τὸ συντεταμένον ἐστὶν ἐναντίον, τῷ δὲ μαλακῷ τὸ σκληρόν, τῷ δ' ἀραιῷ τὸ πυκνόν, ἀκούειν ἀνέχονται, καὶ ὡς παρὰ ταῦτα πάνθ' ἕτερόν τί ἐστι τὸ ἐπέχεσθαι τὰς φυσικὰς ἐκκρίσεις καὶ τὸ ῥεῖν, καὶ ὡς ὑφ' Ἱπποκράτους ταῦτα πάντα [πάλαι] διώρισται. προπετῶς δὲ περί τε τούτων αὐτῶν ἀποφαίνονται καὶ τὴν φλεγμονήν, οὕτω δὲ καλοῦσι τὸν σκληρὸν καὶ ἀντίτυπον καὶ ὀδυνηρὸν καὶ θερμὸν ὄγκον, ἑτοίμως πάνυ καὶ ἀσκέπτως στεγνὸν εἶναι πάθος φασίν. εἶτ' αὖθις ἑτέρας φλεγμονὰς ἐπιπεπλεγμένας ὀνομάζουσιν, ὥσπερ τὰς ἐν ὀφθαλμοῖς, ὅταν μετὰ ῥεύματος ὦσι, καὶ τὰς ἐν

1.98.1 παρισθμίοις καὶ γαργαρεῶνι καὶ οὐρανίσκῳ καὶ οὔλοις. // εἶθ' ὑποτίθενται πόρους τοὺς μὲν ἀραιοὺς γεγονέναι, τοὺς δὲ μεμυκέναι καὶ διὰ τοῦτ' ἀμφότερα τὰ πάθη πεπονθέναι. τινὲς δ' οὐκ ὀκνοῦσι περὶ ἕνα καὶ τὸν αὐτὸν πόρον ἅμα συνίστασθαι λέγειν ῥύσιν τε καὶ στέγνωσιν, ὃ μηδ' ἐπινοῆσαι ῥᾴδιον. οὕτως ἐπὶ πᾶν τόλμης ἥκουσιν. ὀλίγοι δέ τινες ἐξ αὐτῶν ὑπομεῖναι δυνηθέντες ἐπὶ πλέον ὑπὲρ ἁπάντων τούτων ἀκοῦσαί τε καὶ διασκέψασθαι μόλις ποτὲ μεταγνόντες ἐπὶ τὸ ἀληθέστερον τρέπονται. τούτοις μὲν οὖν καὶ ὅσοι μετ' ἀκριβείας

Sobre as escolas de medicina para os iniciantes

E eu me deleitaria ao perguntar a eles que tipo de fluxo é esse, se eles aprenderam a dialogar. Isso porque eu não acredito que seja suficiente aquilo que alguns deles disseram, isto é, que o fluxo é algum tipo de disposição contra a natureza. Se não aprendermos sobre o tipo de disposição, não saberemos se é algum tipo de relaxamento, suavidade ou porosidade. Também não se lhes pode ouvir dizer algo

1.97.1 claro, mas apenas o que lhes vem à mente: ora isso, // ora aquilo, muitas vezes tudo de uma vez, como se não fizesse nenhuma diferença. E, se alguém tenta ensinar a eles como essas coisas diferem umas das outras e como cada uma delas precisa de uma terapia particular, não apenas não querem ouvir, mas até atacam os antigos, dizendo que fizeram essas distinções em vão. Assim, são indolentes quando se trata da investigação da verdade.[182] Eles nem suportam ouvir que o oposto do relaxado é o tenso; do suave, o duro; do poroso, o denso; e que uma coisa é a interrupção das secreções naturais e outra a dos seus fluxos, e que Hipócrates já distinguiu tudo isso. Mas afirmam precipitadamente sobre esses assuntos e sobre a inflamação – que eles chamam de inchaço duro, resistente, doloroso e quente – com muita facilidade e irrefletidamente[183] que é uma afecção constipada. E, em seguida, chamam outras inflamações de mistas, como as [inflamações] nos olhos, quando envolvem um fluxo,

1.98.1 ou as das amígdalas, úvula, céu da boca ou gengivas. // Postulam que pelos poros, alguns dilatados e outros contraídos, sofre-se de duas afecções. Alguns não hesitam em afirmar que um único e mesmo poro é afetado pelo fluxo e pela constipação – o que não é fácil conceber. Assim, têm uma grande ousadia. Porém, poucos dentre eles (os mais aptos a ouvir objeções e a examinar esses assuntos completamente) mudam de opinião e se voltam ao mais verdadeiro". Para esses e para todos aqueles que desejam descobrir sobre as afecções primevas e mais genéricas, escrevi um tratado especial.[184] Entre-

τινὸς βούλονται μαθεῖν τι περὶ τῶν πρώτων καὶ γενικῶν παθῶν, ἰδίᾳ γέγραπται. τὸ δὲ νῦν εἶναι <ἐπεὶ> τοῖς εἰσαγομένοις χρήσιμον, βραχέα πρὸς αὐτοὺς εἰπεῖν δίκαιον. εὐξαίμην δ' ἄν τι κἀκείνους ἀπ' αὐτῶν ὄνασθαι· γένοιτο δ' ἂν τοῦτο, εἰ τοῦ φιλονεικεῖν ἀποστάντες αὐτὸν τὸν λόγον ἐξετάσειαν ἐφ' ἑαυτῶν. ἔχει δ' ὁ λόγος ὧδε· ἡ καλουμένη καὶ πρὸς αὐτῶν ἐκείνων φλεγμονὴ παρὰ φύσιν ὄγκος ἐστὶν ὀδυνηρὸς καὶ ἀντίτυπος καὶ σκληρὸς καὶ θερμός, οὐδέν τι μᾶλλον ἀραιότερον ἐργαζομένη κατὰ τὸν // ἑαυτῆς λόγον ἢ πυκνότερον ἑαυτοῦ τὸ μέρος ἢ σκληρότερον ἀλλὰ μεστὸν ῥεύματος περιττοῦ καὶ διὰ τοῦτο τεταμένον. οὐ μὴν πάντως, εἴ τι τέταται, τοῦτο πυκνότερον ἢ σκληρότερον γέγονεν ἑαυτοῦ. μάθοις δ' ἂν ἐπί τε βυρσῶν καὶ ἱμάντων καὶ πλοκάμων, εἰ πάντη διατείνειν ἐπιχειρήσαις. οὕτω δὲ καὶ ἡ ἴασις τῶν πεπληρωμένων κένωσίς ἐστιν· ἐναντίον γὰρ τοῦτο τῇ πληρώσει. κενουμένοις δ' εὐθὺς ἔπεται τοῖς μορίοις χαλαρωτέροις γίγνεσθαι. τάσις μὲν δὴ τοῖς πεπληρωμένοις ἐξ ἀνάγκης ὥσπερ τοῖς κενουμένοις ἡ χάλασις ἕπεται, πύκνωσις δ' ἢ ἀραίωσις οὐκ ἐξ ἀνάγκης, ἀλλ' οὐδὲ ῥύσις ἢ ἐπίσχεσις· οὔτε γάρ, εἰ ἀραιόν, ἤδη τι καὶ ῥεῖν ἐξ αὐτοῦ πάντως ἀναγκαῖον· τί γὰρ εἰ παχὺ καὶ ὀλίγον εἴη τὸ περιεχόμενον; οὔτ', εἰ πυκνόν, ἴσχεσθαι· τὸ γὰρ πολὺ καὶ λεπτὸν καὶ διὰ πυκνῶν ἐκρεῖ τῶν πόρων. βέλτιον οὖν ἦν καὶ αὐτοὺς τὰς τῶν παλαιῶν ἀναγνόντας βίβλους μεμαθηκέναι, κατὰ πόσους τρόπους τὸ πρότερον ἐν τῷ μορίῳ στεγόμενον αὖθις ἐκκρίνεται. καὶ γὰρ ἀραιουμένου τοῦ // περιέχοντος αὐτὸ καὶ αὐτοῦ τοῦ περιεχομένου λεπτυνομένου τε καὶ πλείονος γιγνομένου καὶ σφοδρότερον κινουμένου καὶ ὑπό τινος τῶν ἐκτὸς ἐφελκομένου ἢ πρός τινος τῶν ἐντὸς ὠθουμένου καὶ οἷον ἀναρροιβδουμένου [πρός τινος τῶν ἐντός]. εἰ δέ τις ταῦτα πάντα παρεὶς μίαν αἰτίαν ἡγοῖτο κενώσεως εἶναι

tanto, por ser útil para os principiantes, é justo abordar pelo menos algumas observações dele. Espero que eles [i.e., os Metódicos] também tirem algum benefício dessas observações. Isso aconteceria se eles parassem de ser controversos e examinassem o meu argumento por si mesmos. Eis o argumento: o que eles chamam de "inflamação" é uma intumescência contra a natureza, dolorosa, dura e quente, // que por si só não torna a parte mais porosa ou mais compacta do que antes, ou mais dura, mas a torna cheia de fluxo supérfluo e, portanto, estendida. "Não resulta absolutamente que, se algo for esticado, ele se torne mais denso ou mais duro. Isso pode ser entendido no caso de couros, tiras de couro e tranças de cabelo, se você tentar esticá-los completamente. Portanto, a evacuação é a cura das repleções: aquela é, pois, o oposto da repleção. Quando as partes são evacuadas, a consequência imediata é o relaxamento. Necessariamente surge uma tensão das partes em repleção, assim como o relaxamento deriva dos esvaziamentos; mas não necessariamente surge um espessamento ou porosidade, nem um fluxo ou retenção. De fato, se a parte for porosa, não é necessário que algo flua dela. O que aconteceria se o conteúdo fosse escasso e espesso? Também, se a parte fosse densa, tampouco seria necessário que houvesse retenção. De fato, um líquido abundante e fino também flui por poros densos. Portanto, seria melhor que eles também lessem os livros [dos médicos] antigos e aprendessem sob quais condições o que antes está contido em uma parte é, em seguida, excretado. // E, portanto, isso acontece quando o continente se torna mais poroso e o conteúdo se torna mais fino e abundante, e se move violentamente e, sendo puxado por algo externo ou pressionado por algo interno, por assim dizer, é sugado novamente. Se alguém repassasse todos esses casos e admitisse que a única causa da evacuação é a rarefação dos poros, ele pareceria nem conhecer os aparentes. Vemos clara-

τὴν ἀραίωσιν τῶν πόρων, δόξει μηδὲ τὰ φαινόμενα γιγνώσκειν. ἔριον γοῦν ἢ σπογγιὰν ἤ τι τῶν οὕτως ἀραιῶν ὁρῶμεν ἐναργῶς, εἰ μὲν ὀλίγον ἐντὸς ἑαυτῶν ὑγρὸν ἔχει, στέγοντα καὶ μὴ μεθιέντα, τὸ πλέον δ' ἀποχέοντα. τί δήποτ' οὖν οὐχὶ κἀπὶ τῶν ὀφθαλμῶν καὶ τῶν μυκτήρων καὶ τοῦ στόματος καὶ τῶν ἄλλων τῶν οὕτως ἀραιῶν τὸ αὐτὸ τοῦτ' ἐνενόησαν, ὡς ἐνδέχοιτό ποτε τῷ πλήθει τῆς περιεχομένης ἐν αὐτοῖς ὑγρότητος, οὐκ ἀραιώσει τῶν πόρων ἐκρεῖν τι; καὶ μὲν δὴ καὶ κεράμους εἴδομεν πολλάκις ἀραιοὺς οὕτως, ὡς διηθεῖσθαι τὸ ὕδωρ. ἀλλ' εἰ μέλιτος ἐγχέοις, οὐ διηθεῖται· παχυτέρα γὰρ ἡ τοῦ μέλιτος οὐσία τῶν τοῦ κεράμου πόρων. οὔκουν οὐδὲ τοῦτ' ἀπεικὸς ἦν ἐννοῆσαι, ὡς διὰ λεπτότητα πολλάκις ἐκρεῖ

1.101.1 τι, κἂν μηδ' αὐτὸ τὸ πε // ριέχον σῶμα τετρημένον ἐκ τῆς φύσεως ᾖ· ἀλλ' οὐδ' ὅτι πολλάκις ἡ φύσις, ἥπερ διοικεῖ τὸ ζῷον, ὁρμῇ σφοδροτέρᾳ χρησαμένη τὸ περιττὸν ἅπαν ἐκένωσε [δι' αὐτοῦ], καθάπερ ἐκθλίψασά τε καὶ ἀπωσαμένη, χαλεπὸν ἦν ἐννοῆσαι τῷ γ' ἀκριβῶς τοῖς τῆς τέχνης ἔργοις ὡμιληκότι· τὰ πολλὰ γὰρ αἱ κρίσεις τῶν νοσημάτων ὧδέ πως γίγνονται. καὶ παρίημι τὰς λοιπὰς τῶν κενουμένων αἰτίας, ὡσαύτως δὲ καὶ τῶν ἰσχομένων ἴσας τὸν ἀριθμὸν ἐναντίας ταύταις οὔσας· οὐ γάρ ἐστι τῶν ἐκείνων ἀκοῶν ὁ τοιοῦτος λόγος ἄκουσμα. ὃ δέ μοι δοκοῦσι τάχ' ἄν ποτε συνήσειν, ἐπὶ τοῦτ' αὖθις ἐπάνειμι, τὸ δύνασθαί ποτε ῥευματίζεσθαι τὸν ὀφθαλμὸν ἢ πολλοῦ τοῦ ῥέοντος ἢ λεπτοῦ γεγονότος ἢ ὑπὸ τῆς φύσεως διὰ τοῦδε τοῦ μέρους ἀπωθουμένου, μηδὲν αὐτῶν τῶν σωμάτων παρὰ τὸ κατὰ φύσιν ἀλλοιότερον ἐχόντων, καὶ χρὴ δηλονότι τὸ μὲν λεπτὸν ῥεῦμα παχύνειν, τὸ δὲ πολὺ κενοῦν, τὴν δ' ὁρμὴν τῆς φύσεως, ἐὰν ἐν καιρῷ γένηται, δέχεσθαι, μηδὲν περὶ τὰ σώματα τῶν ὀφθαλμῶν αὐτὰ

1.102.1 πραγματευόμενον, ὅτι μηδὲ τῆς ῥύσεως ἦν αἴτια. τὸ // δ'

mente que, se a lã ou uma esponja ou qualquer outra coisa porosa como essa tiver uma pequena quantidade de fluido dentro dela, ela o reterá e não descarregará, embora derrame o excesso. Por que, então, eles não notaram o mesmo no caso dos olhos, das narinas, da boca e de outras partes consideradas igualmente porosas, que ocasionalmente poderiam derramar em virtude da quantidade considerável de fluido contida nelas, e não em virtude da rarefação dos poros? Também costumamos ver vasos de barro com uma textura porosa em que a água penetra. Mas se alguém derramar um pouco de mel, ele não penetra, pois a substância do mel é mais espessa que os poros do vaso. Também não seria inverossímil consi-

1.101.1 derar que muitas vezes algo flui por causa da delgadeza, // mesmo que o próprio corpo que o contém não seja naturalmente perfurado. Tampouco é difícil para alguém que esteja completamente familiarizado com a prática da arte perceber que a natureza, que governa o animal, costuma usar uma comoção incomumente forte para esvaziá-lo de tudo o que é supérfluo, como se o espremesse e o rejeitasse. Assim, em geral, as crises das enfermidades ocorrem dessa maneira. Deixo de lado as causas das evacuações, assim como as dos congestionamentos, que são iguais em número, uma vez que são apenas os contrários da primeira, pois esse tipo de argumento não é a instrução apropriada para esse público. Voltarei àquilo que acho que eles podem entender, isto é, que possa haver um fluxo do olho, ou porque ele é abundante, ou porque se tornou fino ou porque é rejeitado pela natureza através dessa parte mesmo que os próprios corpos dos olhos não apresentem alterações contra o estado anormal. E mais: que, obviamente, é preciso engrossar o fluido que é fino e evacuar aquilo é abundante, e acolher o impulso natural no momento oportuno, e não se deve ocupar-se com os corpos dos próprios olhos,

1.102.1 pois não são a // causa do fluxo. Mas não entendo como pode ser

οἴεσθαί τινα μὲν φλεγμονὴν στεγνὸν εἶναι πάθος, ἑτέραν δ' ἐπιπεπλεγμένην οὐκ οἶδ' ὅπως σωφρονούντων ἐστί. πρῶτον μὲν γὰρ ἐπελάθοντο τῶν σφετέρων λόγων, ὡς οὐ τῇ κενώσει κριτέον τὸ ῥοῶδες ἢ ταῖς ἐπισχέσεσι τὸ στεγνόν, ἀλλ' εἰς αὐτὰς τῶν σωμάτων τὰς διαθέσεις χρὴ βλέπειν. ὅταν οὖν κατὰ πᾶν ὅμοιαι τυγχάνωσιν αὗται καὶ μηδενὶ φαίνηται διαφέρειν ἡ νῦν φλεγμονὴ τῆς πρόσθεν ἄλλῳ γ' ἢ τῷ τῆς μὲν ἀπορρεῖν τι, τῆς δ' οὔ, πῶς οὐ δεινῶς ἄτοπον ἐπιπεπλεγμένην μὲν ταύτην, στεγνὴν δ' ἐκείνην εἶναι νομίζειν; ἔπειτα δὲ πῶς οὐδὲ τοῦθ', ὅπερ ἦν προχειρότατον, ἐπῆλθεν αὐτοῖς λογίσασθαι, ὅτι μήτ' ἐν χειρὶ μήτ' ἐν ποδὶ μήτ' ἐν πήχει μήτ' ἐν βραχίονι μήτ' ἐν κνήμῃ μήτ' ἐν μηρῷ μήτ' ἐν ἄλλῳ τινὶ μέρει τοῦ σώματος συστὰν ὤφθη ποτὲ φλεγμονῆς εἶδος τοιοῦτον οἷον ἐκτὸς ἀποχεῖν τι, μόναις δὲ ταῖς ἐν τῷ στόματι καὶ τοῖς ὀφθαλμοῖς καὶ ταῖς ῥισὶν ὑπάρχει τοῦτο; πότερον ὁ Ζεὺς προσέταξε ταῖς κοινότησιν ἁπάσαις ταῖς ἐπιπεπλεγ-

1.103.1 μέναις, ὥστε μηδεπώποτε // μηδεμίαν αὐτῶν εἰς ἄλλο μηδὲν ἀφικνεῖσθαι τῶν τοῦ σώματος μορίων, ἀλλ' ὀφθαλμοῖς μόνον καὶ ῥινὶ καὶ στόματι πολεμεῖν; ἡ φλεγμονὴ μὲν γὰρ ἅπαντα δύναται καταλαμβάνειν, ὅσα γε τὰ τῆς γενέσεως αὐτῆς αἴτια δέχεσθαι πέφυκεν. τῷ δ' εἶναί τινα μὲν ἀραιὰ τὴν φύσιν, τινὰ δὲ πυκνὰ τῶν μὲν ἀποχεῖταί τι τοῦ ῥεύματος, ἐν δὲ τοῖς ἴσχεται. καὶ γὰρ εἰ πληρώσειας ἀσκὸν ἢ ἄλλο τι τῶν οὕτω στεγανῶν οὐσίας ὑγρᾶς, οὐδὲν ἀπορρεῖ· σπογγιὰν δ' ἤ τι τῶν οὕτως ἀραιῶν, εὐθὺς ἅπαν τὸ περιττὸν ἀποχεῖται. τί δὴ οὖν χαλεπὸν ἦν ἐννοήσαντας αὐτούς, ὅσῳ τὸ ἄλλο δέρμα πᾶν στεγανώτερόν ἐστι τοῦ κατὰ τοὺς ὀφθαλμοὺς καὶ τοὺς μυκτῆρας καὶ τὸ στόμα, τῇ τῶν μορίων φύσει τὴν αἰτίαν ἀναθεῖναι, παρέντας ἐπιπλοκὴν καὶ λήρους μακρούς; ὅτι γὰρ τοῦθ' οὕτως ἔχει, δηλοῦσιν αἱ μεθ' ἑλκώσεως ἐν τοῖς ἄλλοις μορίοις γιγνόμεναι φλεγμοναί. καὶ γὰρ καὶ

razoável supor que um tipo de inflamação é uma afecção adstringente, enquanto outro tipo é complexa. Primeiramente eles negligenciam seus próprios raciocínios, segundo os quais não se deve julgar a afecção fluida pela evacuação ou a [afecção] retentiva pela interrupção, mas se devem observar as disposições dos próprios corpos. Quando, então, tais estados são semelhantes em tudo e a inflamação atual não se diferencia aparentemente da anterior, senão que em um caso algo flui, enquanto no outro não, como não é completamente absurdo pensar que uma é complexa e a outra adstringente? E, em seguida, como eles não foram capazes também de pensar o que deve ter sido óbvio demais, isto é, que nunca se viu formar-se, nem na mão, nem no pé, nem no antebraço, nem no braço, nem na perna, nem na coxa, nem em alguma outra parte do corpo um tipo de inflamação que envolva um fluxo externo e que isso caracterize apenas a inflamação na boca, nos olhos e no nariz? Poderia a razão ser que Zeus deu a todas as generalidades mistas a ordem de que

.103.1 nenhuma delas // jamais visse qualquer outra parte do corpo, mas apenas atacassem os olhos, o nariz e a boca? De fato, a inflamação pode atacar todas as partes que, por natureza, acolhem as causas de sua origem. E, pelo fato de algumas delas serem porosas por natureza e outras serem densas, umas permitem que um pequeno fluxo passe, outras o retêm. De fato, se você encher um odre ou outro recipiente igualmente impermeável com uma substância líquida, nada passa. Todavia, se uma esponja ou outro corpo igualmente poroso é preenchido, todo o excesso de líquido desaparece. Por que, então, deve ser difícil para eles pensarem quanto mais outra pele é impermeável do que a dos olhos, do nariz e da boca, para atribuir a causa à natureza das partes, deixando a complexidade e as longas futilidades? Isso é demonstrado pelas inflamações que ocorrem juntamente com uma ulceração em outras partes. De fato, mesmo

ἐπ' ἐκείνων ἀπορρεῖ τὸ λεπτότερον, ὥσπερ ἐν ὀφθαλμοῖς καὶ ῥινὶ καὶ στόματι. ἕως δ' ἂν ἀπαθὲς ᾖ καὶ πάντη στεγανὸν

1.104.1 τὸ δέρμα, τοῦ μηδὲν ἀποχεῖσθαι τοῦτ' αἴτιον, οὐ τὸ τῆς // φλεγμονῆς εἶδος· ὥσπερ αὖ πάλιν, εἰ μέλιτι δεύσειας ἢ ὑγρᾷ πίττῃ μὴ πάνυ τὸ πλῆθος ἀμέτρῳ σπογγιὰν ἢ ἔριον, οὐδὲν ἀπορρεῖ διὰ τὸ τῆς ὑγρότητος πάχος, ἢ ὕδατι μὲν ἤ τινι τῶν οὕτω λεπτῶν, ἀλλ' ἐλαχίστῳ, τούτων οὐδὲν πάλιν ἀπορρεῖ διὰ τὴν ὀλιγότητα τοῦ ὑγροῦ, κατὰ τὸν αὐτὸν οἶμαι λόγον οὐ διὰ παντὸς ἐκχεῖταί τι τῶν ὀφθαλμῶν ἢ διὰ τὸ πάχος τῆς ὑγρότητος ἢ τῷ μὴ περιττεύειν, ὥσπερ γε καὶ ἐπὶ τῶν κατὰ φύσιν ἐχόντων. ὥστ' ἐνδέχεται ταὐτὸν εἶδος τῆς φλεγμονῆς μηδενὶ διαφέρον ἄλλῳ γε πλὴν τῷ πάχει τῆς ἐπιρρεούσης οὐσίας ὀφθαλμίαν ἐργάσασθαι χωρὶς ῥεύματος, ἣν οἱ σοφώτατοι μεθοδικοὶ στεγνὴν ὀνομάζουσι καὶ διαφέρειν οἴονται τῆς ἐπιπεπλεγμένης ἐπιλανθανόμενοι τῶν ἰδίων λόγων, οὓς ἄνω καὶ κάτω μεταφέρουσι, σωματικὰς ἀξιοῦντες εἶναι τὰς κατασκευὰς τῶν παθῶν, οὐκ ἐν τοῖς ὑγροῖς συνίστασθαι. πῶς οὖν, ὅταν μὲν ἐν τοῖς σώμασιν ἡ αὐτὴ διάθεσις ᾖ οὐδενὶ ἄλλῳ γε διαφέρουσα, μόνῃ δὲ τῇ τῶν ὑγρῶν φύσει λεπτῶν ἢ παχέων ὄντων ἕπηται ποτὲ μὲν ἀπορρεῖν τι, ποτὲ δ' ἐπέχε-

1.105.1 σθαι, // διαφερούσας ὑπολαμβάνετ' εἶναι τὰς κοινότητας; οὕτω μὲν δὴ καὶ τὸ ἐπιπεπλεγμένον ὑμῶν ἀδιανόητόν ἐστι. τὰ δ' ἄλλα πάντα τὰ κατὰ μέρος οὐκ ἐν τοῖς κατὰ δίαιταν μόνον ἀλλὰ κἀν τοῖς κατὰ χειρουργίαν τε καὶ φαρμακείαν ὅσα σφάλλεσθε, τάχ' ἂν αὖθις μάθοιτε, εἰ μήπω διὰ τούτων ἐπείσθητε. νυνὶ δ' ἐπεὶ τοῖς εἰσαγομένοις ἱκανὰ καὶ ταῦτα, καταπαύσω τῇδε τὸν παρόντα λόγον.

nesses casos, o líquido mais fino flui, como nos olhos, no nariz e na boca. Enquanto a pele permanecer ilesa e completamente impermeável, essa será a causa de não fluir, // e não o tipo de inflamação. Além disso, se uma esponja ou lã é molhada com mel ou breu líquido em quantidades não excessivas, nada flui devido à consistência do fluido; ou se você as molhar com água ou outro líquido igualmente fino, mas em pouquíssima quantidade, nenhuma delas fluirá novamente devido à baixa quantidade de líquido. Da mesma forma, penso que, pela mesma razão, não derramam fluxos contínuos [da esponja ou da lã], devido à consistência do líquido ou por não haver excesso, como obviamente acontece quando os olhos estão em condições naturais. Assim, é possível que o mesmo tipo de inflamação, que não seja diferente de outra salvo pela consistência da substância que flui, cause uma oftalmia sem fluxo, que esses sábios Metódicos chamam de "constipada" e pensam que difere da complexa, esquecendo seus próprios raciocínios, que confundem de cima a baixo, avaliando que as constituições das afecções são somáticas e não são formadas nos líquidos. Como, então, postulam que as generalidades são diferentes, // quando a disposição nos corpos permanece a mesma e não difere em nada, exceto pela natureza dos líquidos, finos ou densos, agora havendo uma saída, que em um caso flui e em outro o fluido está contido? Assim, mesmo o seu "complexo" é ininteligível. Todos os outros fatos particulares, não apenas no contexto de doenças do regime, mas também naqueles que requerem uso cirúrgico e farmacológico, nos quais estão errados, talvez eles possam aprendê-los novamente, se ainda não foram convencidos por esses argumentos. Por enquanto, como isso pode ser suficiente para iniciantes, terminarei este discurso aqui.

Comentários

1 τέχνης: esse vocábulo oferece uma dificuldade para todo tradutor. Hesíquio, lexógrafo alexandrino do século IV d.C., define *techne* como *episteme* ("conhecimento"/"ciência") e *dolos* ("habilidade"/"astúcia"). O dicionário LSJ indica que o vocábulo pode ter semântica bem mais ampla, abarcando também os seguintes sentidos: "habilidade"; "destreza, especialmente ligada ao metal, na mão" (cf. Hom.*Od.* 6.232-4); "astúcia"; "artimanha"; "ardil" (cf. Hom.*Od.* 4.455); "jeito"; "modo"; "maneira" (cf. Hdt. 1.112); "arte"; "ofício" (cf. Hdt. 3.130), também no sentido de "comércio" (cf. Pl.*Lys.* 1.16); "arte ou ofício compreendido como um sistema de regras e um método" (cf. Arist.*EN* 1140a 8); "guilda"; "corporação". Quanto a sua etimologia, Saussure seguiu a raiz da palavra *techne* até *teks-*, "construir com arte". Semelhantemente, Chantraine (1968) e Beekes (2010) confirmaram que a etimologia da palavra está ligada a *tekton*, que originalmente significava "construir", "fabricar". Os estudos de Balansard (2001) e Löbl (1997) concluíram que: (i) o termo *techne* foi primeiramente associado à construção de navios e ao termo *sophos*, ou seja, quem possui uma *techne* é sábio; (ii) nas primeiras ocorrências, o termo está ligado ao deus Hefesto; (iii) *techne* não é somente uma habilidade, mas um saber que permite cumprir uma ação; (iv) *techne* é um instrumento de progresso ou ruína, por isso porta uma ambivalência que pode ser entendida também como trapaça e astúcia. Durante os séculos V e IV a.C., com o advento da Sofística e com uma expansão de novas *technai*, o termo *techne* sofreu um

alargamento semântico-conceitual. Podem-se tomar como exemplo as polêmicas no interior do tratado hipocrático *Sobre a medicina antiga* (Hp.*VM* 9), no qual o autor emprega um arsenal retórico com o propósito de comprovar que a medicina é uma arte e independe das hipóteses da filosofia. Em nossa tradução, optamos pela palavra "arte", já que em português esse vocábulo pertence a um campo semântico maior do que "técnica". Em *Definitiones medicae*, obra de pseudo-Galeno, *techne* é um sistema de conceitos práticos que possuem uma finalidade útil para a vida (K. 19.350.7-8).

2 ὑγίεια: termo do qual deriva nosso vocábulo "higiene" e que significa, literalmente, "saúde". O sentido do termo *hygieia* possui mais dificuldades conceituais do que semânticas. Van Brock (1961), ao analisar todas as raízes, as variantes e os problemas de *hygieia*, sustentou que no CH essa palavra está sempre definida pelo sistema de oposição saúde-doença. Entretanto, o tratado *Sobre a natureza dos homens* (Hp.*Nat.Hom.* 4) define a saúde como a justa proporção quantitativa e qualitativa do sangue, da fleuma, da bile amarela e da bile negra. Em adição, o *Sobre o regime* (Hp.*Vict.* 69) define a saúde como a igualdade entre alimentação e exercício. Como vimos no *incipit* do tratado, Galeno afirma que o objetivo da medicina é a saúde, e a sua finalidade é a posse dela. Ele rejeita a definição de saúde em termos de ausência de doença em *De methodo medendi* (X.54 ff. K.) e reafirma que saúde e doença devem ser vistas como existindo independentemente. No início do *De morborum differentiis*, Galeno estabelece sua definição de saúde funcional ou fisiológica e saúde estrutural ou anatômica, em que a primeira ocorre quando as funções do corpo estão de acordo com a natureza e a segunda acontece quando a constituição dos órgãos está em conformidade com a natureza (*De morborum differentiis* VI.836-7K). Ademais, ele inequivocamente invoca a noção de "graus de saúde" (*De morborum differentiis* VI.839K). Nas *Definitiones* e no *De methodo medendi*, entretanto, ele esclarece que a saúde é uma *eukrasia* conforme a natureza dos humores primários, pelos quais o corpo humano é formado (XIX.382K; X.41 e 50-1K).

3 τέλος: *télos* se relaciona com *skopos*. Segundo LSJ, *télos* pode ser traduzido como "resultado", "finalidade", "propósito da ação".

4 ἰάματα: de acordo com o LSJ, "medicamento ou meio de cura". Van Brock (1961) declara que *iama* é uma palavra usual para remédio,

a qual aparecia tanto na linguagem corrente quanto nos tratados médicos, cf. Hp.*Alim.* 50. Galeno faz uma distinção implícita entre *iama* e *pharmakon.* Cf. *pharmakon*, nota 76.

5 βοηθήματα: raramente, no CH, *boethema* aparece como sinônimo de remédio ou de tratamento. O *Index Hippocraticum* aponta somente seis ocorrências. Galeno se apropria desse vocábulo para denotar remédio em geral. *Boethema* corresponde a um meio terapêutico de remediar um estado, vindo a abarcar banhos e massagens, entre outros. Na época de Galeno, a *boethetike* era uma ramificação da medicina que englobava uma parte da terapêutica e uma parte da farmacologia. Cf. D.L. 3.85, Hp.*Decent.* 6, Van Brock, 1961, p.245.

6 διαιτήματα: o vocábulo *diaita* é originário dos tribunais e da política, significando "decisão". Posteriormente, ele foi incorporado à literatura grega, assumindo o sentido de "modo de vida" e, nos escritos médicos, denotando "terapia" e "tratamento". O *Sobre a medicina antiga* elenca três dietas aplicáveis aos enfermos, quais sejam: o sólido, o mingau – intermediário entre sólido e líquido – e o totalmente líquido. O *Sobre as afecções* aventa que a *diaita* seja composta de comida, bebida e exercícios. Em contrapartida, o autor de *Sobre o regime* acrescenta à noção de dieta os banhos, a exposição ao sol, as relações sexuais, os vômitos e o sono. Celso atesta ainda que a divisão entre Dieta, Farmacologia e Cirurgia só foi efetivada em Alexandria (Cels.*prooem.* 9), implicando que a dietética teria se consolidado como uma disciplina autônoma apenas no século III a.C. No *De Sectis*, Galeno especifica que os remédios suscitam a saúde e as dietas a mantêm, diferentemente dos antigos hipocráticos que utilizavam a *diaita* como modo de provocar a cura em uma pessoa.

7 ὁ παλαιὸς λόγος: forma de se citar algum texto ou dito antigo. Não parece que Galeno esteja ocultando a fonte intencionalmente, mas que tenha ocorrido um *lapsus memoriae.*

8 ἐπιστήμην ὑγιεινῶν καὶ νοσερῶν: esse *definiens* de medicina não é próprio de nenhum tratado hipocrático, aproximando-se, em vez disso, da *República* de Platão (Pl.*R.* 438d-e), na qual Sócrates afirma que a arte não é igual ao seu objeto. Assim, por exemplo, seria a medicina, que possui por objeto a saúde e a doença, mas não é em si nem saudável nem doente, sendo apenas ciência (isto é, conhecimento) da saúde e da doença. Os hipocráticos, por seu turno, definiam a saúde como a descoberta da *dynamis* dos alimentos, dos medica-

mentos e da nutrição (Hp.*VM*. 3, 20; Hp.*Aff*. 45), ou a definiam por sua tríplice função: curar completamente, controlar as doenças crônicas e não tratar as impossíveis (Hp.*de Arte* 3). Entretanto, na *Isagoge* (K. 14.684.11-14.686.13), pseudo-Galeno nega que a medicina seja uma mera abstração (*episteme*). Então, a declaração do *De Sectis* deve ser compreendida à luz das *Definitiones* (K. 19.350.3-6), em que *episteme* é apresentada como a apreensão firme e imutável do raciocínio.

9 γνώσεως: a *gnosis* pode ser compreendida como "conhecimento", "reconhecimento", "investigação", "inquérito", "meios de conhecimento", "resultado da investigação" (LSJ). Galeno utiliza esse termo em um sentido mais geral, diferentemente de *episteme*, cf. nota 8.

10 οὐκέθ' <ὁμοίως> ὁμολογεῖται: "<similarmente> não há acordo". O advérbio ὁμοίως é posposto a πᾶσιν em três manuscritos: no Mosquensis 283 (M), do século IX; no códice Mosquensis 51 (m), do século IX; e no Venetus 9 (V), do século X. Foi adicionado na edição de Helmreich; ademais, o Mosquensis 283 traz a grafia ὡμολογεῖται, possível lapso do escriba.

11 ἐπιστήμην: *episteme* possui o sentido de "conhecimento firme". Cf. nota 8.

12 ἐμπειρίαν: o termo *empeiria* foi traduzido por "experiência" (cf. Durling, 1993, p.153). Vale lembrar que esse empirismo está distante das formulações de Locke, que se fundamentava na experiência interna e externa do ser humano, produzindo assim uma elaborada epistemologia da formação de ideias simples, complexas e abstratas. No texto de Galeno, a *empeiria* está ligada à Escola Empirista e pode ser definida em oposição ao conceito de *logos*. Além disso, esse conceito tem seu alicerce na observação ou memória de coisas cujo acontecimento foi testemunhado com frequência e de maneira semelhante. Certamente, Galeno não desprezava a experiência, porque ele insistia na necessidade de *logos* e *peira* trabalhando juntos a fim de gerar e fundamentar a teoria (*De sanitate tuenda* VI 308 = CMG V 4 2, 162, 16-18 Koch).

13 λόγος: LSJ é apenas um dos dicionários que demonstram a dificuldade de tradução dessa palavra. No presente texto, ela pode ser compreendida como "razão", ao ser relacionada com os Racionalistas ou Dogmáticos. Entretanto, observa-se que, ao longo do *De Sectis*, o termo *logos* preserva uma ambiguidade a ele inerente ao ser

empregado também com sentido de "analogia", "faculdade racional", "explicação", "teoria", "argumento", "discurso". Ressaltamos que esse racionalismo não tem a mesma formulação do cartesianismo, fundamentado em *res cogitans*, *res extensa* e *res infinita*, muito menos em uma *mathesis universalis*.

14 ἐμπειρικοί: os Empiristas (ou Empíricos) ganharam seu nome por suas teorias, não por sua adesão a um professor específico, como ocorreu com os discípulos de Hipócrates, Erasístrato ou Praxágoras. Em particular, eles rejeitaram qualquer investigação sobre as causas das doenças, considerando tais investigações inúteis e irrelevantes, meros dogmas. Tal corrente estava preparada para admitir que algumas doenças tinham uma causa física ou natural para a qual um tratamento apropriado poderia ser planejado. Todavia, outras curas bem-sucedidas pareciam ser puramente o resultado do acaso. Ora, rastrear uma cadeia de causalidade seria complexo, demorado e possivelmente infrutífero, logo o médico deveria se preocupar com um tratamento eficaz baseado em uma experiência anterior.

15 παρωνύμως: lit. "formado por uma ligeira mudança", "derivada" (LSJ). Galeno estaria dizendo que o nome *empeirikoi* deriva de *empeiria*.

16 λογικοί: de forma sucinta, o Racionalista (ou Lógico) argumenta que a experiência desorganizada é simplesmente muito caótica para produzir qualquer compreensão útil. Nesse sentido, o médico precisa de um método com princípios e de uma teoria para descartar aquilo que é irrelevante. Em adição, eles defendem o estudo da natureza das coisas e do corpo humano, inferindo doenças internas pelo aspecto exterior (exposição a calor ou frio excessivo, fadiga, excessos alimentares).

17 καὶ δύο εἰσὶν αὗται πρῶται τῆς ἰατρικῆς αἱρέσεις: "estas são as duas escolas primárias da medicina". *Hairesis*, nas *Definitiones*, corresponde a uma grande parte de dogmas relativos a uma arte e se referem a um único fim. Ainda: *hairesis* é um sistema de dogmas seguidos, aprovados e praticados (K. 19.352.5-15). Os estudos de Mansfeld (1999), Von Staden (1982, 1998) e Van der Eijk (1999, 2008) apontam que *De Sectis* se tornou um gênero literário que surgiu no século III a.C. O objetivo de tal gênero era mostrar informações divergentes entre as escolas ou, ainda, defender uma escola em especial. Esse tipo de literatura utilizava as *doxai* ("opiniões") dos filósofos ladeando-as

em *contra et pro dicere*. Intimamente relacionadas com essa noção, as sucessões eram importantes para esse estilo literário, visto que elas demonstravam uma continuidade no pensamento e uma "arqueologia" dos dogmas. Existe uma dificuldade historiográfica para precisar exatamente o sentido de escola, pois essa categoria foi utilizada para esquematizar e simplificar um processo de desenvolvimento intelectual muito mais complexo e diverso.

18 πείρας – πεῖρα, πείρᾱς: "julgamento", "tentativa", "experiência".

19 πρὸς τὴν τῶν ἰαμάτων εὕρεσιν: "para a descoberta de medicamentos". Segundo Galeno, a utilização da experiência para descoberta dos medicamentos era uma noção basilar dos Empiristas. Essa noção remontaria ao tratado hipocrático *Sobre a medicina antiga* (Hp.VM. 3), no qual a descoberta da medicina resultou da observação e da reflexão dos efeitos da alimentação no ser humano, em vez da especulação filosófica sobre a *arche* do universo. No entanto, ao contrário dos Empiristas, o redator de Hp.VM. não sustentou que o conhecimento do médico se limitaria aos sentidos, apresentando um método sistemático para a obtenção do conhecimento por meio de analogias. Cf. Schiefsky, 2005, p.345-60.

20 ἐνδείξεως – ἔνδειξις: "indicação", "indício", "traço", "evidência", "sinal" ou "sintoma". O termo "indicação" assume no *De Sectis* um caráter estritamente técnico, pois ele pode ser definido como a inferência do nível presumido das causas anátomo-fisiológicas para os quadros mórbidos e seu tratamento. Para se diferenciar dos seus rivais, Galeno confere à noção de *endeixis* um significado peculiar em *De methodo medendi* (X 126 K), definindo-a como "reflexo da consequência". Por "reflexo" compreende-se a manifestação fornecida pelo exame do corpo do enfermo, e por "consequência" entende-se a conexão causal entre a condição corporal e as consequências físicas. Isso significa que a condição do corpo do enfermo indica aquilo que está errado nele e como ele deve ser tratado. Nos anos 1990, houve uma grande discussão acadêmica sobre este termo, inspirada pela recepção da noção de indicação e contraindicação e pelo interesse de estudiosos pelos relatos médicos de métodos de raciocínio inferencial. Cf. Kudlien, 1991, p.103-11; Barnes, 1991, p.98-100; Hankinson, 1991, p.202-6; Durling, 1991, p.112-33; Van der Eijk, 2008, p.283-303.

21 καὶ ὀνόματά γε ταῖς αἱρέσεσιν ἔθεντο ἐμπειρικήν τε καὶ λογικήν: "e assim eles deram os nomes de Empirista e de Racionalista às [suas] escolas". Essa afirmação foi confirmada por Celso (13, 27), que afirma que os primeiros *ab experientia nominant* e os segundos *rationalem medicinam profitentur*.
22 τηρητικήν – de τηρητικός: "observante"; outro nome para os Empiristas, cf. nota 14.
23 μνημονευτικήν – de μνημονευτικός: lit. "aquele que depende dos registros de observação"; outro nome para os Empiristas.
24 δογματικήν – de δογμᾰτικός: lit. "médicos que seguem princípios gerais (*dogmata*)"; outro nome para os Racionalistas, cf. nota 16. Segundo as *Definitiones*, dogma é uma proposição defendida por uma pessoa ou um grupo.
25 ἀναλογιστικήν – de ἀναλογιστικός: lit. "aqueles que julgam pela analogia"; outro nome para os Racionalistas, cf. nota 16.
26 μνημονευτικοὺς τῶν φαινομένων: "Memorativos dos aparentes". Aqui φαινομένων não carrega necessariamente o sentido de uma impressão subjetiva, mas deve antes indicar a evidência manifesta dos fatos.
27 τρόπον: o termo τρόπος pode ser traduzido como "maneira", "guisa", "modo".
28 πάθη: "afecção" (LSJ). Beekes (2010) e Chantraine (1968) apontam que *páthos* é um substantivo derivado do verbo *pascho*, "sofrer", "experimentar", "estar sujeito a". A etimologia é incerta, porém *páthe* foi utilizado em Heródoto (Hdt. 1.197) e em Galeno com sentido técnico de "afecção". Van Brock (1961) nota que a utilização do verbo *paschein* como "estar doente" data da época imperial. Todavia, Galeno, tanto em *De symptomatum differentiis* como em *De methodo medendi*, apela à autoridade de Platão para definir esse termo. Segundo ele, o termo é aplicado apenas ao movimento contrário à natureza, já os antigos entendiam-no como todo movimento externo (X.89K). Em *De symptomatum differentiis* (VII.44K), *pathos* difere da saúde e da doença, estabelecendo-se como uma afecção que está em andamento. Além disso, em *De placitis Hippocratis et Platonis*, o termo tem um uso específico em relação à alma (IV.1-3).
29 ταὐτομάτου: derivado de αὐτόματος. Uma vez conectado aos eventos e às enfermidades, esse vocábulo denota algo que acontece por si mesmo, sem interferência externa (Hp.*Aph.* 2.5), ou aquilo que não possui causa visível (Hdt. 7.9).

30 νοσοῦσί: na poesia, especificamente em Ésquilo, esse vocábulo é registrado quando se afirma que o enfermo fica grato ao lhe informarem o seu prognóstico com clareza (A.*Pr.* 698). Todavia, o termo está ausente dos escritos hipocráticos dos séculos V e IV a.c., sendo registrado somente uma vez no *Sobre o médico*, obra datada do período Helenístico ou cristão, em que o redator analisa as relações do par *iatros-nosousi* (Hp.*Medic.* 1). Deve-se pontuar que, para Galeno, a doença (*nosos*) é uma coisa específica, assim como a saúde. Por isso, ele oferece definições estruturais e funcionais de doença, a saber, alguma constituição contrária à natureza ou uma função danificada. Em seguida, combina as duas definições: a doença é uma constituição contrária à natureza pela qual a função é prejudicada (*De morborum differentiis* VI.837-8K, *De symptomatum differentiis* VII.43K).

31 ὑγιαίνουσιν: ao contrário de *nosousi*, *hygiainousi* aparece no CH (cf. Hp.*VM* 5; Hp.*Acut.* 9; Hp.*Epid.* 6.6.8.2) referindo-se a um estado anterior à doença. Entretanto, a utilização do particípio é uma característica marcante da língua médica tardia (cf. Van Brock, 1961, 48-9).

32 αἵματος ῥύσιν ἐκ ῥινῶν: "sangramento nasal". Nos *Aforismos* (Hp.*Aph.* 3.27), os sangramentos nasais aparecem relacionados à puberdade. No *De Sectis*, eles são relacionados às doenças espontâneas pelos Empiristas.

33 ἱδρῶτας: "sudorese". Outra afecção considerada espontânea pelos Empiristas. No CH, a sudorese era um sintoma que se manifestava nas febres (Hp.*Aph.* 3.7); um sinal de que a doença iria melhorar ou se agravar (Hp.*Aph.* 4.36); ou uma enfermidade sazonal, que surgia no verão (Hp.*Aph.* 3.21).

34 διαρροίας: "diarreia". No CH, esse estado morboso aparece frequentemente, tal como a sudorese no verão (Hp.*Aph.* 3.21).

35 βλάβην: "dano". O par *blabe-opheleia* aparece no CH para designar o trabalho do médico, ao beneficiar ou não prejudicar o paciente (Hp.*Epid.* 1.2.11). No *De Sectis*, apesar dessa referência, Galeno utiliza a expressão relacionando-a aos sintomas da doença e à função de determinada parte do corpo (*energeia*). Cf. também *De methodo medendi* X.150-1K.

36 ὠφέλειαν: "vantagem", "utilidade", "benefício".

37 ποιῆσαν αἴτιον: "causa produtiva". Essa expressão se relaciona diretamente com *automatos*, isto é, os Empiristas partem do pressuposto de que muitas afecções não possuem uma causa eficiente perceptível.

Sobre as escolas de medicina para os iniciantes

38 αἴτιον ἐφαίνετ': "causa manifesta". Contrapõe-se ao *automatos*, visto que essas doenças possuem uma causa visível. Cf. nota 41.
39 προαιρέσεως: "escolha". Vocábulo utilizado, segundo LSJ, tanto no âmbito moral quanto no político.
40 συντυχίαν: "incidente", "mudanças da fortuna". Derivação sufixal de συν e τύχη. O problema da *tyche* ("acaso", "sorte") fora discutido entre os hipocráticos, sobretudo no *Sobre a arte*, em que o autor defende a posição da *techne* contra os detratores da medicina que se posicionavam sobre a cura pela *tyche*. Seu argumento não desconsidera a *tyche* (Hp.*de Arte* 3), mas Hipócrates argumenta que todas as pessoas curadas fizeram uso da arte e obedeciam às instruções dos médicos; logo, a cura não poderia ser atribuída à sorte.
41 τὸ μὲν [οὖν] πρότερον εἶδος τῶν ὠφελούντων ἢ βλαπτόντων ἐκάλουν φυσικόν: "[então] ao primeiro tipo de coisa benéfica ou danosa chamaram de natural". A expressão "benéfica ou danosa" tem uma função anafórica, ao retomar as afecções espontâneas. Galeno estaria aqui utilizando o vocabulário e possivelmente os exemplos dos Empiristas, traçando um esquema de sua doutrina, que poderia ser representado pela tabela abaixo:

Organização da Arte segundo os Empiristas		
Tipo	Característica	Exemplo
Natural	Sem Causa Produtiva; não há causa visível.	Diarreia, sudorese, sangramento nasal.
Casual	Causa Manifesta; advinda pelo acaso; sem escolha humana.	Ferimentos, golpes, quedas.

42 Ver nota 41 acima.
43 περίπτωσιν: o termo περίπτωσις significa "experiência". A única menção a esse termo no CH está no tratado tardio (séc. I ou II d.C.) *Preceitos*, no qual o redator explica que o médico necessita de uma longa experiência e de uma reflexão racional (Hp.*Praec*. 1). Todavia, no contexto de *De Sectis*, essa experiência parece alterar a ordem normal das coisas por meio de um fato inesperado. Assim, optamos pela palavra "incidente" para sua tradução.
44 περιπίπτειν – περιπίπτω: "incidir", "mudar repentinamente", "cair sobre", "acontecer" (LSJ).
45 ἀβουλήτως – advérbio derivado de ἀβούλητος. LSJ: "não desejado" (Arist.*Fr*. 609), "involuntário". Lit. "involuntariamente".

46 περιπτωτικὸν: experiência incidental equivalente a um tipo de *empeiria* que recai de forma inesperada sobre o sujeito que percebe.
47 αὐτοσχέδιον: "feito de forma natural", "improvisado", "sem premeditação", "pronto", "extemporâneo" (LSJ). A experiência improvisada ocorre quando voluntariamente se chega a uma experimentação, tanto compelida por sonhos quanto por opiniões.
48 πειράζειν - πειράζω: "provar", "experimentar" (LSJ).
49 ὀνειράτων - ὄνειρος: "sonho". Os sonhos têm um papel fundamental na medicina. Entretanto, aqui o termo apenas qualifica a observação improvisada.
50 δοξάζοντες - δοξάζω: "pensamento", "opinião", "suposição". *Doxa* é um conceito filosófico que se desenvolveu desde o pensamento clássico, diferenciando-se da *episteme* ("ciência"). Nesse trecho, *doxa* acompanha o termo *oneiros* para caracterizar a forma como ocorre a observação improvisada. Sem dúvida, esse tipo de experiência surge voluntariamente, ao contrário da incidental, que se desenvolve de forma involuntária. Ambas não são consideradas observações "técnicas" pelos Empiristas, que valorizavam a experiência imitativa.
51 μιμητικόν: "imitativa". A experiência imitativa, no plano etiológico, tinha por função encontrar a mesma patologia manifesta anteriormente; no plano terapêutico, ela imita o tratamento que outrora havia beneficiado o enfermo.
52 ὁτιοῦν ἢ φύσει ἢ τύχῃ ἢ αὐτοσχεδίως: a diferença da observação imitativa com relação às outras formas de observação decorre da possibilidade de a imitativa ser experimentada de forma natural, acidental ou intencional, englobando elementos da incidental e da improvisada. Ora, deve-se compreender que "natural" para os Empiristas era aquilo que estava ligado às funções físicas (Cels.*prooem.* 19).
53 συστησάμενον - συνίστημι: "definir juntos", "combinar", "associar", "unir", "montar", "organizar", "enquadrar", "recomendar", "conectar" (LSJ); i.e., o ponto central da concepção Empirista de arte se encontra na experiência mimética.
54 θεώρημα: "visão", "espetáculo", "festival", "objeto de contemplação", "especulação", "teoria", "proposição especulativa" (LSJ). Nas *Definitiones*, teorema é um preceito geral estabelecido com uma finalidade medicinal. Em outras palavras, o teorema é um axioma central que providencia a continuidade da arte médica e o seu oposto raramente

seria verdadeiro. Os Empiristas denominavam teorema a rememoração da observação mimética.

55 ἰατρικὴ μὲν ἦν τὸ σύμπαν ἄθροισμα: eis a definição de medicina de acordo com a concepção Empirista, a saber, a totalidade de agregação de teoremas.

56 καὶ ὁ ἀθροίσας ἰατρός: eis a definição de médico de acordo com a concepção Empirista, ou seja, aquele que coleta (ἀθροίζω) os teoremas.

57 αὐτοψία: "ver por si mesmo". O termo *autopsia*, em grego, não tem o mesmo sentido que atribuímos ao termo em português. αὐτοψία é a rememoração de uma experiência repetida várias vezes e de diferentes formas por um observador.

58 ἱστορίαν δὲ τὴν ἐπαγγελίαν: ἱστορία é "inquérito", "observação sistemática ou científica", "corpo de casos registrados", "informação", "relato escrito das próprias indagações", "narrativa" (LSJ). Para os Empiristas, *historia* é o acúmulo registrado por escrito e divulgado. A "história de casos", o registro codificado de sucessos anteriores, desempenhou um papel importante na transmissão e no aprendizado da escola Empirista, visto que ela forneceu um vasto material de consulta para uso futuro. Os Empiristas estavam particularmente interessados em registrar informações sobre drogas e sua eficácia, registro de sintomas, sinais e síndromes, ora criticando e ora recorrendo ao trabalho de Herófilo.

59 τηρήσαντι: τηρέω, "vigiar", "proteger", "guardar". Assume uma conotação técnica no Empirismo como *observação constante* (cf. também Sorano I.4).

60 ἐνετύγχανον: "encontrar com", "falar com" (LSJ). ἐντυγχάνω rege o complemento no dativo "νοσήμασί τισιν".

61 εὐπορία: "provisão". Aqui εὐπορία também pode ser compreendida como "solução". Ora, se os Empiristas constroem seu saber a partir das repetidas experiências, eles precisavam enfrentar o problema da cura das novas enfermidades ou ainda daquelas que são conhecidas e para as quais não existem medicamentos, daí o uso da "transmissão para o semelhante".

62 τὴν τοῦ ὁμοίου μετάβασιν: ou "inferência (μετάβασις) por semelhança (ὅμοιος)". O vocábulo μετάβασις traduz literalmente o sentido de transferência, que no âmbito da lógica poderia ser compreendido como a inferência. Os Empiristas, ao se depararem com novas afec-

ções, inferiam que um remédio de uma doença pode ser empregado em uma enfermidade similar.

63 μεταβαίνοιεν - μεταβαίνω: lit. "passar de um lugar para outro", "passar de um assunto para outro", "passar de um estado para outro", "mudar", "fazer uma transição", "inferir, especialmente por semelhança (na lógica epicurista)".

64 ἐρυσιπέλατος - ἐρυσίπελας: "erisipela", uma infecção cutânea, já aparece em Hipócrates (Hp.*Aphor.* 5.23, 5.43, 6.25; Hp.*Prog.* 23). Nas *Definitiones* (K. 19.441.15), a erisipela é uma inflamação que causa vermelhidão, podendo provocar febres violentas e o surgimento de bulbos doloridos e sangue bilioso. Isso provavelmente inclui aquilo que é denominado erisipela na atualidade, mas o sentido seria mais amplo, podendo designar toda enfermidade interna ou externa que causa vermelhidão na pele (Grmek, 1991, p.129).

65 ἕρπητα - ἑρπηδών: lit. "herpes". Grmek (1991, p.335-6) argumenta que as descrições antigas se aproximam do que hoje conhecemos como varicela e não do herpes. O texto do *De Sectis* propõe um exemplo da inferência da similitude: erisipela se assemelha ao herpes, logo os remédios utilizados na primeira possuiriam eficácia contra a segunda.

66 ἀπὸ μήλου ἐπὶ μέσπιλον: "da maçã à nêspera". Exemplo de um remédio para a diarreia – a maçã e o seu similar, a nêspera, também conhecida como ameixa-amarela. Quanto à afirmação deste período, ressalta-se que a inferência por similitudes não opera do invisível para o visível, ou vice-versa. Todavia, esse caminho (*hodos*) do Empirismo transfere medicamentos ou afecções somente do visível para o visível, como da erisipela para a herpes e da maçã à nêspera.

67 μετάβασις: "transição". Novamente, μετάβασις pode ser traduzido por "inferência" e ὁδὸς por "método", "caminho". Galeno expõe o método da descoberta dos Empiristas, a saber, a inferência por similitudes, assim como ocorria em alguns hipocráticos e em alguns pré-socráticos.

68 Os Empiristas não eram contra toda teoria; ao contrário, foram grandes coletores de experiências. Todavia, enfatizaram que a *heuresis* poderia advir única e exclusivamente da observação da experiência.

69 μαρτυρηθὲν: "testificar", "testemunhar", "fornecer provas", "aprovar por testemunho". A tríade *martyrema*, *peiras* e *pistis* está imbricada na

inferência da similitude, de tal modo que por essa inferência seria possível confiar na experiência atestada da mesma forma que na experiência observada diversas vezes.

70 τριβικὴν – τριβικός: lit. "experiência fundada na prática". Esse é um dos alicerces do Empirismo, a *tribica experientia*, ou seja, aquela que acompanha a inferência para o semelhante.

71 τυχόντα: é um particípio aoristo ativo do verbo τυγχάνω, que significa, literalmente, "estar por acaso". Contudo, quando usado no particípio aoristo, o termo significa o "primeiro que encontra", "qualquer pessoa ao acaso"; daí, "homens comuns", "vulgo" (cf. Pl.*R.* 539d).

72 παρακελεύεται – παρακελεύομαι: "recomendar uma ação a uma pessoa", "prescrever" (LSJ). No CH, esse vocábulo aparece em Hp.*Decent.* 16, tratado deontológico tardio, datado do final do século III a.C. ou do II séc. d.C., aludindo a uma recomendação médica.

73 δυνάμεις – δύναμις: literalmente significa "força", "poder", "função", "propriedade". Esse vocábulo, utilizado já na poética arcaica, assumiu um sentido técnico na medicina, na filosofia e na matemática dos séculos V e IV a.C. Von Staden (1992, p.262-79) ressalta que *dynamis* reteve de seu uso arcaico o significado de "poder ou força, coletiva ou individual, para fazer algo", "poder político", "força militar", "força" em sentido abstrato ou concreto. O novo sentido ligado à ideia de qualidades e propriedades, aplicado a alimentos, bebidas, minerais, vegetais, animais, drogas, métodos terapêuticos e corpo aparece nos escritos hipocráticos. O tratado *Sobre o decoro* (Hp.*Decent.* 9), por exemplo, emprega o termo para indicar as propriedades dos medicamentos ou mesmo os próprios medicamentos, como também ocorre em Galeno (Durling, 1993, p.134). Phillips (1987, p.176) assevera que *dynamis* em Galeno se aproxima da noção de potencialidade (capacidade) contrastada com a atualidade, entendida na forma aristotélica.

74 αἰτίων – αἴτιος: lit. "culpável", "responsável", "causa". Vegetti (1999, p.271-89) pontua que esse vocábulo aparece em primeiro lugar como "culpa". Todavia, em Heródoto, o vocábulo transita entre os sentidos de "responsável por" e de "causa", e assume definitivamente a noção de causalidade com a filosofia e a medicina hipocrática. Galeno fornece uma definição clara de "causa" no *De symptomatum differentiis* (VII.48-50K), a saber, aquilo que por sua própria natureza

contribui com alguma parte na gênese de algo por sua ocorrência. Ele admite a existência de várias causas: material, útil, objetiva, instrumental e aquela de onde vem o movimento. Nas *Definitiones* (K 19.392.5-9), Galeno declara que a causa é aquilo que produz algo em um corpo, fazendo surgir efeitos, mas ela mesma é "assomática". A causa é tripla: *prokatarktikos, proegoumenos* e *synektikos*. Essa tripla divisão de causa *evidens, antecedens* e *continens* sugere uma influência estoica.

75 μετὰ δὲ ταῦτ' ἤδη καὶ ἀέρων <φύσεις> καὶ ὑδάτων καὶ χωρίων καὶ ἐπιτηδευμάτων καὶ ἐδεσμάτων καὶ πομάτων καὶ ἐθῶν ἐπιστήμονα, φασίν, εἶναι δεῖ τὸν ἰατρόν. Essa sentença indica uma alusão direta ao tratado hipocrático *Ares, águas e lugares*, cujo autor defende a importância do clima, do relevo, da água, dos costumes e do regime político para a saúde de uma determinada população. O texto de Galeno apresenta a diferenciação entre ἔθος ("costume") e ἐπιτήδευμα ("hábito de vida") e, em alguns lugares do CH, o primeiro termo se relaciona com o costume de comer duas ou três vezes ao dia (Hp.*Act*. 28-34) e o segundo, com a rotina de trabalho ou de práticas cotidianas (Hp.*Epid*. 1.23).

76 φάρμακον: "remédio," "medicamento", "droga", cf. nota 4. A tradição manuscrita registra três leituras para esse trecho. O manuscrito M transmite ἔχον βοήτεμα ἤτοι φάρμακον προσενεχθέν, o manuscrito m βοητεμάτων δύναμιν ἔχον, e a lição do manuscrito V transmite ἔχον βοήτεμα. A edição de Helmreich acrescenta <φάρμακον> seguindo os manuscritos L e M, desconsiderando a *lectio* de m e V.

77 οὕτω μὲν οὖν ἀπ' αὐτῆς τῆς διαθέσεως ἡ ἔνδειξις αὐτοῖς τοῦ συμφέροντος γίγνεται: "desse modo, a partir da própria disposição ocorre a indicação do que lhes vem a ser favorável". A partir do capítulo III, Galeno descreve a obra da razão, ou seja, o pensamento dos adeptos da escola Racionalista. Eles se atentam ao estudo da natureza do corpo e das causas, bem como das águas, ares e lugares, a fim de descobrir as causas das afecções. Defendem que o médico seja treinado na busca de propriedades dos medicamentos e na aplicação das causas das doenças. Um exemplo dessa prática é: se houver um inchaço, o médico deve procurar o motivo da intumescência; se a causa for o fluxo, é mister a sua retenção; se não, ele deverá ser esvaziado. Desse modo, a condição proporciona a indicação do que lhes vem a ser vantajoso, útil, benéfico (συμφέροντος).

78 ἀλλὰ καὶ παρὰ τῆς δυνάμεως τοῦ νοσοῦντος ἑτέραν <ἔνδειξιν> εἶναι καὶ παρὰ τῆς ἡλικίας ἄλλην καὶ παρὰ τῆς ἰδίας αὐτοῦ τοῦ κάμνοντος φύσεως ἄλλην: "contudo, ela por si só não basta, dizem, [precisa-se] de uma <indicação> diferente, [advinda] da força do enfermo, outra da idade, e outra da peculiar natureza do doente". O racionalista parte da compreensão dos limites da observação, ao incluir a etiologia e a inferência lógica no sistema natural. A razão necessita investigar aquilo que se oculta nos corpos, a saber, as faculdades (*dynameis*) e as naturezas (*physeis*) dos enfermos. Isso significa que, ao contrário dos Empiristas, os Racionalistas buscam indagar as coisas invisíveis (ou não evidentes) a partir das coisas visíveis.

79 ὥρας τοῦ ἔτους: "estações do ano". Cf. Hp.*Aër* 2-5.

80 χωρίου τῆς φύσεως: "natureza do lugar". Essa expressão é uma alusão ao primeiro capítulo de *Ares, águas e lugares*, no qual o redator hipocrático afirma que o médico apenas poderá exercer perfeitamente a medicina se estudar o solo, além da posição de cada cidade em relação aos ventos e ao sol.

81 ἐπιτηδευμάτων καὶ τῶν ἐθῶν: "hábitos de vida e costumes".

82 εὐογκότερος: "mais corpulento". εὔογκος: "de bom tamanho", "volumoso", "maciço", "de volume moderado ou conveniente", "compacto", "conciso" (LSJ).

83 φλέβες - φλέψ: lit. "vaso sanguíneo", "veia", "artéria", termo também usado para designar os ureteres.

84 ὡς τῷ τοιούτῳ πλῆθος αἵματος θερμοτέρου πλεονάζει: "de tal modo que esteja claro para todos que essa pessoa esteja repleta de sangue muito quente". No exemplo da febre aguda, uma pessoa fica inchada, apresenta vermelhidão e experimenta o aumento no volume das veias. Esse signo externo indica que o paciente está repleto de sangue quente, logo ele deve ser curado com a depleção.

85 ἴασις: lit. "cura". Para a análise etimológica desse vocábulo desde as raízes indo-europeias e de seus derivados, cf. Van Brock, 1961, p.42-74.

86 δῆλον, δῆλος: "visível", "conspícuo", "claro para a mente", "manifesto" (LSJ). Termo frequentemente empregado para apresentar uma prova.

87 κένωσις: "depleção". O verbo *kinein* pode ser traduzido por "remover". O termo alude ao fato de provocar uma evacuação. Nos escritos *Sobre os ventos, Aforismos* e *Sobre a natureza do homem* (Hp.*Flat*. 1,

Hp.*Aph.* 2.22, Hp.*Nat.Hom.* 9), a depleção aparece como um tratamento contrário à repleção e, se uma enfermidade se originasse na depleção, ela deveria ser curada com a repleção e vice-versa. O autor do *Sobre os ventos* afirma, ainda, que a medicina consiste em dar o que falta e tirar o que sobra.

88 τὰ δ' ἐναντία τῶν ἐναντίων <ἐστὶν> ἰάματα: "e contrários <são> remédios dos contrários". Para restaurar a harmonia dos opostos, o médico que segue o tratado *Sobre a Natureza do Homem* (Hp.*Nat.Hom.* 9) deveria levar em consideração a idade e as estações, curando o contrário com o contrário. O princípio *contraria contrariis curantur* surge na medicina hipocrática como derivado de intuições pré-socráticas e se torna um dos pilares do prognóstico, do diagnóstico e da terapia (Nikolova, 1999, p.89-105). Essas ideias alopáticas da Antiguidade são recebidas, segundo Galeno, na medicina Racionalista.

89 ἔνδειξιν τοῦ συμφέροντος ἰδίαν: "a própria indicação do favorável". Assim termina o capítulo III, de modo que o benéfico aparece indicado em um complexo mecanismo de repleção-depleção combinado com os fatores etários, somáticos e sazonais. Por exemplo, se algum paciente for jovem com uma constituição física forte e residir em um local com clima temperado na primavera, deve-se proceder à depleção cortando sua veia.

90 ἄθροισμα τῶν συμπτωμάτων: "ἄθροισμα" é um vocábulo utilizado desde a Antiguidade Clássica que significava uma reunião (LSJ). Entretanto, com os influxos estoicos e epicuristas, o termo passou a denotar um "composto" ou uma "agregação" (Ep. 1p.19U; Chrysipp. *Stoic.* 2.23). "Sintoma", por sua vez, é definido em *De symptomatum differentiis* (VII. 51-2K) como aquilo que é contrário à natureza. Por vezes essa condição do corpo também é conhecida como epifenômeno (VII 42K). Todavia, em *De methodo medendi* (X.64-5K), Galeno afirma que o sintoma não é necessariamente contra a natureza, como no caso da mudança de coloração corporal, em que esse sintoma pode indicar que a pessoa ficou exposta ao sol por pouco tempo ou por tempo demais.

91 συνδρομὴν – συνδρομή: originariamente essa palavra denotava uma multidão de pessoas (Arist.*Rh.* 1411a29). O Empirismo, entretanto, apropriou-se dela, ao utilizá-la para se referir ao "conjunto de sintomas". Em *Subfiguratio Empirica* (*Subf.Emp.* 57-58), Galeno explica que os Empiristas empregaram o termo *syndrome* para um agregado de sin-

tomas que surgem e crescem no corpo do paciente simultaneamente e que também podem diminuir e desaparecer de forma conjunta, como o câncer, que, à medida que se desenvolve, também aumentam os sintomas que o acompanham. Esse tipo de síndrome de afecções é chamado de *"coinvadentia"*, enquanto aquelas que geralmente apenas andam juntas são chamadas de *"constituentes"*. Eles também classificaram as síndromes em: "diagnósticas", ou "aquelas que apontam para o diagnóstico da afecção"; "prognósticas", ou "as que indicam o que vai acontecer no futuro"; e "terapêuticas", ou "as que sugerem um tipo de tratamento". Por fim, é necessário compreender que essas síndromes podem ser conhecidas apenas com base na observação e na memória.

92 Ou "evacuação", "depleção".

93 O Empirista também irá adotar a evacuação; contudo, ele o faz a partir do método da observação rememorada de casos semelhantes em que a depleção auxiliou enfermos nessa situação. Os Dogmáticos, por outro lado, seguem o esvaziamento pela indicação do contrário.

94 ἑώρακεν: "observações" ou "conhecimentos". LSJ: ὁράω.

95 κενώσεως: embora esse tratamento esteja presente desde a Antiguidade, aqui neste texto ele se relaciona com a terapêutica dos Dogmáticos e dos Empiristas, apesar de eles atingirem essa depleção com métodos diferentes.

96 αἱμορροΐδος: em *De symptomatum differentiis* (VII.82K), Galeno afirma que existem hemorragias nasais e hemorroidas "contrárias à natureza". No entanto, se ocorrerem em um momento apropriado, ou seja, se aquilo que é prejudicial for eliminado, então essa evacuação será benéfica. No contexto dessa passagem do *De Sectis*, ele estaria se referindo ao processo não patológico desses sangramentos. O tratado hipocrático *Sobre as hemorroidas* contém apenas as formas cirúrgicas de tratamento e as características gerais, visto que localiza a etiologia dessa inflamação no acúmulo de bílis e de fleuma no reto (Hp.*Haem.* 1).

97 I.e., dos próprios sintomas.

98 θεραπείαν: a "família" de θεραπευειν é tratada por Van Brock (1961, p.115-42). Na *Ilíada*, o termo indica um serviço, com ligações de amizade, realizado por um guerreiro. O vocábulo tinha também uma conotação religiosa, a saber, um serviço a Zeus ou às Musas. Em

contextos não religiosos, o termo tinha o sentido de servir, se ocupar, cuidar de plantas, animais, navios e vestimentas, entre outros. Entre os médicos, o termo assumiu o significado de tratamento médico e somente na língua tardia ele passou a designar "o ato de curar".

99 προκαταρκτικὸν καλούμενον αἴτιον: "causa procatártica" ou "antecedente". Lit. "aquela que vem antes da doença". Em *De causis morborum* (II.5), Galeno define esse sintagma como "causas evidentes e externas", ou seja, que são provocadas por fatores externos, alterando e mudando os corpos.

100 δακὼν: desde a *Ilíada* (Hom.*Il.* 18.585), o termo denota a mordida de cães.

101 κύων λυττῶν: lit. "raiva canina" (Plin.*HN* 29.100).

102 ἔχιδνα: lit. "víbora".

103 ἕλκος: "ferida". Em *De morborum differentiis* (VI.853K), *helkos* é relacionado com o estômago e em *De causis morborum* (VII.37K), aparece como um exemplo de "dissolução de continuidade".

104 ἰοβόλων καλουμένων ζῴων - ἰοβόλος: lit. "animal peçonhento", cf. Arist.*HA* 607a28.

105 ἐπιτέμνειν πολλάκις - ἐπιτέμνω: lit. "fazer uma incisão". Nessa passagem, Galeno compara os métodos dos Dogmáticos e dos Empiristas acerca do tratamento de feridas oriundas de animais peçonhentos. Os Dogmáticos invocam as causas antecedentes para descobrir a origem das afecções em uma mordida ou picada de um animal. Ambos fazem incisões e aplicam o mesmo remédio. Galeno, então, conclui esse capítulo dizendo que se eles assentissem mutuamente que as vias de descoberta são ambas verdadeiras, "não haveria para eles a necessidade de longos argumentos".

106 I.e., descoberta das drogas.

107 φανέντων μεμνημένοι: "rememoração do que é aparente".

108 Asclepíades de Bitínia (c. 129/124 a.C.-40 a.C.) foi o médico imigrante mais influente da Roma republicana; desafortunadamente, nenhum de seus escritos sobreviveu e suas ideias foram transmitidas por outras pessoas, na maioria das vezes de forma hostil. Plínio alegou que ele desistira de ensinar retórica, dedicando-se à medicina. Ele se mudou para Roma, onde gozou de enorme reputação, baseado em uma propaganda perspicaz e curas incríveis. Galeno o localiza na escola dos Dogmáticos no *De Sectis*, evitando um confronto

Sobre as escolas de medicina para os iniciantes

direto com suas ideias, porém no *De naturalibus facultatibus* ele desfere um arsenal teórico e *ad hominem* contra o médico de Bitínia. Asclepíades acreditava que o corpo era constituído de partículas invisíveis e que a saúde era função de seu movimento livre e equilibrado através dos poros do corpo. Sobre o tratamento, sustentava que, uma vez estabelecida a causa, o tratamento se segue logicamente, não havendo necessidade de nosologia ou sintomatologia complicada. Ele considerava absurda a tese dos Empiristas acerca dos méritos da observação sem teoria. Além disso, Asclepíades rejeitou as explicações hipocráticas para a doença em termos de desequilíbrio ou má mistura de humores, opondo-se veementemente àqueles que argumentaram a favor de funções determinadas por propósito teleológico, visto que a natureza com fequência agia perigosamente. O médico obteve uma enorme reputação em Roma com sua máxima "rapidamente, com segurança, agradavelmente", por seu uso liberal de vinho e exercícios suaves. Alguns de seus conselhos ecoaram pela História da Medicina: o alerta contra o excesso de indulgência em banhos gélidos; a recomendação da música no tratamento de doenças mentais; a declaração de que o médico deveria prestar tanta atenção a todo o processo de convalescença quanto ao tratamento imediato. Cf. Plin.*HN* 7, 37, 124; Apuleio, Antologia 4, 19; Cícero, Sobre o orador 1, 14, 62, Celso (Cels.*prooem*. 11), Caelius Aurelianus, *Doenças Agudas* 2, 58; Galeno, *De naturalibus facultatibus* (2.29.11; 2.30.15; 2.31.10; 2.34.3; 2.38.8; 2.39.4; 2.41-2.46).

109 Erasístrato de Ceos (c. 304-250 a.C.) viveu em Alexandria e foi contemporâneo de Herófilo. Galeno alega que ele realizou uma dissecção anatômica "mais precisa" apenas no final de sua vida, quando podia dedicar todo o seu tempo à anatomia (Gal.*PHP* 8, 3, 7 = fr. 289 G.). A tradição nos legou a narrativa de que ele teria curado a apaixonada rainha selêucida Estratonice (Galeno, *Sobre o prognóstico* 6: 14, 630-4) e que ele fora um estudante de Teofrasto em Atenas, ou de outro Peripatético, Metrodoro (Erasistratus, fr. 5-8 G.). Nenhum de seus escritos sobreviveu e seus fragmentos foram catalogados por Garoffalo. Galeno foi a fonte mais ampla sobre Erasístrato e, muitas vezes, foi ambivalente a respeito do médico de Ceos. Erasístrato foi o primeiro a descobrir todas as válvulas do coração e examinar seu funcionamento em detalhes consideráveis, tais como o movimento de expansão e de contração (Erasistratus, fr. 201 G.).

Ele traçou os caminhos de veias e de artérias, concluindo que cada sistema se divide em veias e arteríolas cada vez menores que se juntam sem que o sangue passe de um sistema para o outro (fr. 198 G.) e também localizou a origem dos nervos no cérebro (Erasistratus, fr. 42, 289 G.).

110 ἀνδράχνη: *Portulaca oleracea*. Segundo Plínio (Plin.*HN* 20.214), essa planta inibe os sonhos lascivos. Quando ingerida, ela resfria e extingue o sêmen (Bilbija, 2013, p.247).

111 αἱμωδίας: o vocábulo *hemodia* designa a sensação de ter os dentes cerrados, causada por comida ácida ou vômito (Gal. *De symptomatum causis I*, VII.108-109K).

112 ἀνύπαρκτον: "não existente", "irreal". Vocábulo empregado por Estoicos e Epicuristas (Ep. Fr. 27, Zeno.*Stoic*. 1.19).

113 ἀναλογισμοῦ: segundo os Dogmáticos, a razão pode indagar a natureza oculta do corpo, descobrindo as causas dos processos fisiológicos e patológicos, as faculdades naturais. Em *De experientia medica*, Galeno (Walzer, 23) afirma que os Dogmáticos desejam, por meio do *logos*, trazer à unidade as coisas que são opostas, então eles invertem, recriam e revisam até que as coisas tornem-se algo que não são, a fim de atingir a unidade procurada. Para isso, utilizam o método do analogismo que se opõe ao epilogismo, ou seja, uma conclusão que aponta para as coisas visíveis. O analogismo é um raciocínio que parte do visível para o invisível e é muito controvertido, pois busca unificar semelhanças em fenômenos antagônicos.

114 ἀφανῶν: "desapercebido", "invisível", "secreto", "aquilo está além da evidência do sentido" (LSJ).

115 τὴν ἀνατομὴν καὶ τὴν ἔνδειξιν καὶ τὴν διαλεκτικὴν θεωρίαν: "ἀνατομή" designa especificamente a "dissecção", método praticado por Herófilo e Erasístrato – que dissecaram prisioneiros vivos com a escusa de crueldade para com alguns a fim de que a maioria honesta seja beneficiada pelas descobertas da medicina (Cels.*prooem*. 23-28). Segundo Celso, os Empiristas formaram uma ampla reação contra essas atrocidades. A expressão διαλεκτικὴν θεωρίαν pode ser compreendida como o "método dialético" de Platão ou simplesmente "especulações" (*theoria*) fundadas em perguntas e respostas (*dialektikos*). Nesse texto do *De Sectis*, não existe um alicerce sólido para relacionar os Dogmáticos a Platão, e por isso prefere-se a última tradução.

Sobre as escolas de medicina para os iniciantes

116 Ao adotar o termo συγχωρούντων, Galeno opõe novamente as duas escolas de medicina: os Dogmáticos empregam o método do analogismo e os instrumentos de dissecção, de indicação e de especulação dialética a fim de determinar o invisível. Os Empiristas, por outro lado, discordam que a dissecção descubra algo ou que a indicação possa abarcar totalmente os problemas da medicina e que uma coisa possa ser conhecida a partir de outra.

117 διαφωνίαν: significa "discórdia", "desentendimento", "desacordo".

118 ἀνεπίκριτον: "não decidido", "indeterminado", "indistinto", "insolúvel", "não examinado" (LSJ).

119 ἀκαταληψίας: "impossibilidade de conhecimento do real". Termo cético atribuído aos Estoicos (Chrysipp.*Stoic.* 2.40) ou a Arcesilau (Cic.*Att.* 13.19.3), significando "incapacidade de compreender ou de obter compreensão", "não atingir a convicção".

120 κατάληψιν: seria "apreensão direta de um objeto pela mente" (Zeno. *Stoic.* I.20); Galeno declara que os Empiristas definem *kataleptos* como o conhecimento verdadeiro e seguro e *akataleptos*, o contrário.

121 ἐξελέγχει - ἐξελέγχω: o vocábulo aqui se liga ao verbo μαρτύρομαι, formando uma metáfora judicial, na qual as coisas evidentes testemunham e condenam aqueles que mentem.

122 Sobre o vocábulo "método", ver Vegetti, 1994, p.1704-8; Tieleman, 2008, p.53-5; Pigeaud, 1993, p.565-99. Galeno não tem qualquer simpatia por essa escola, referida por ele como "aquela seita maluca e antimetódica" (Gal.*MM* X 51) fundada por Téssalo no primeiro século d.C. O método terapêutico deles fora baseado na suposição de apenas três tipos de doenças: a fluida, a constipada e a mista. Téssalo parece ameaçar a arte médica com a afirmação de que alguém pode se tornar um médico em seis meses.

123 Galeno se refere aos Empiristas e aos Dogmáticos como "antigas escolas". Ele contrapõe o método e o discurso dos médicos vetustos aos Metódicos.

124 χρήσιμον: aqui Galeno começa a descrição dos Metódicos, que declaram que o local afetado nada contribui para a investigação da medicina.

125 ἔνδειξιν: sobre ἔνδειξις, "indicação", ver nota 20. Os Metódicos também empregavam a *endeixis*. Em sua ânsia de se distanciar dos Metódicos, Galeno oferece um significado peculiar próprio para *endeixis*. Ele define esse vocábulo como "o reflexo da consequên-

cia", de forma que esse "reflexo" ("manifestação", "aparência" ou "impressão") é fornecido pelo exame do corpo do paciente, e a "consequência" seria a conexão causal entre essa condição corporal e as consequências físicas. Com efeito, o corpo do paciente, uma parte particular dele ou sua condição específica *indica* o que há de errado com ele e como deve ser tratado. Às vezes, essa indicação é imediata e óbvia. Por exemplo, a sede indica por sua natureza que o remédio é uma bebida. Em outros casos, a indicação é indireta, sendo clara somente para o médico que sabe identificar e interpretar de maneira correta os sinais emitidos pelo corpo e daí inferir uma estratégia terapêutica. Assim, o diagnóstico e a decisão subsequente sobre o tratamento são a resposta médica à *endeixia* dada pelo corpo do paciente.

126 ἕξεως: segundo o LSJ, o termo ἕξις pode indicar "constituição", "hábito", "habilidade", "estar em certo estado" ou ainda "uma condição permanente como produzida pela prática". Neste contexto, todo esse vasto campo semântico parece estar sendo aludido. No *Sobre a dieta nas enfermidades agudas* (Hp.*Acut.* 43), o vocábulo *hexis* assume o sentido de "possuir um estado do corpo". O redator do Tratado Hipocrático, entretanto, emprega *hexis* ao lado de *physis*, atacando os médicos que não possuíam experiência para distinguir as afecções originadas da natureza (*physis*) e da constituição (*hexis*).

127 τὴν ἔνδειξιν τοῦ συμφέροντο: ver notas 20 e 125. Trata-se aqui da indicação dos Metódicos. Como nota Pigeaud, "indicação" é um termo helenístico para denotar um tipo de signo ou de condições. No Metodismo, a *endeixis* indica algo útil. Sexto Empírico (P.H. 240) sustenta que os Metódicos compreendem "indicação" por "condução orientada" a partir das *koinotetes* (ver nota 129).

128 παρὰ μόνων τῶν παθῶν.

129 κοινότητας: o Metodismo não fixa atenção às circunstâncias circundantes e antecedentes da condição do paciente, mas busca inferir (*endeixis*) diretamente, por meio de uma espécie de observação treinada de sinais – as chamadas "generalidades ou "pontos em comum" –, se a doença é constipada, relaxada ou uma mistura das duas.

130 δίαιταν νοσημάτων: para o vocábulo *diaita*, ver nota 6. A expressão "doenças do regime" pode ser entendida como as afecções oriundas de uma vida desregrada por negligenciar tanto o sono quanto o alimento e os exercícios.

131 Os Metódicos defendiam que as doenças poderiam ser simplificadas em três pontos comuns: a estenose, o fluxo ou a mistura desses dois pontos. Embora alguns defendessem que essas generalizações valiam somente para as doenças originadas do regime, outros sustentavam que valiam para todas.

132 στέγνωσιν: a στέγνωσις seria o ato de "estancar" ou de "obstruir os poros". Cf. στένωσις, "estreitamento", "estenose".

133 στεγνὸν: a tradução literal de στεγνός é "à prova d'água". No entanto, nos tratados hipocráticos, o termo tem o sentido de "constipado" (Hp.*Mul.* 1.36).

134 ῥοῶδες: esse termo parece ser utilizado como um vocábulo técnico dos Metódicos, embora já tivesse sido empregado pelos hipocráticos, que com ele aludiam à diarreia ou às doenças de fluxo em geral (Hp.*Aër.* 3).

135 ἐπιπλοκὴν: natureza mista de uma doença (LSJ).

136 φλεγμαίνοντός: Jouanna (1983, p.233) demonstra que o humor *phlegma* porta uma ambiguidade no *Corpus Hippocraticum*. Galeno, em *Vocum hippocratis glossarium* (φ16), define *phlegma* como inflamação e como humor branco e frio. O sofista Pródico (DK 84 B 4; LM P D9) diferenciou *phlegma* de *blennan*, atribuindo como origem do primeiro o termo *pephlechthai* ("queimar") e ao segundo a relação com o frio e o branco. Platão (Pl.*Ti.* 85b), por sua vez, aceita que o *phlegma* era um humor responsável pelas inflamações. Como indica nossa tradução, compreendemos que neste contexto esse vocábulo denota "inflamação".

137 ῥευματιζομένου: o verbo *rheumatizomai* significa "sofrer de alguma afecção oriunda de algum fluxo".

138 πάθος ἐπιπεπλεγμένον: os Metódicos utilizam a inflamação como exemplo de uma enfermidade mista, visto que ela constipa o fluxo em um local, como em um olho inflamado.

139 στάλσιν: lit. "compressão de um fluxo".

140 κοιλίαν: o termo κοιλία designa uma "cavidade do corpo", "cavidade torácica" (Hp.*Aff.* 6). No entanto, segundo o LSJ, o termo pode ser compreendido como "barriga", "abdômen", "intestinos", "qualquer cavidade no corpo", "ventrículo", "câmara, como nos pulmões, coração, fígado, cérebro", "alvéolo de osso", "supostas cavidades dentro dos músculos" ou "útero"; daí nossa escolha pelo termo "ventre".

141 ἐπιφέροντι: o verbo ἐπιφέρω é frequentemente empregado em contextos bélicos significando "impor mãos pesadas sobre alguém", "fazer guerra contra, para trazer discórdia sobre", "infligir" ou "atacar". Skoda (1988, p.1-8) notou que durante a formação do léxico médico da Antiguidade, os escritores hipocráticos frequentemente fizeram uma transposição do vocabulário da agricultura e da guerra para a medicina. Nessa passagem, o paralelo entre a doença e o ataque bélico é evidente pelos vocábulos κατεπείγω, ἐπιφέρω, ἐνοχλέω e κίνδυνος.

142 A pergunta que Galeno faz não leva em conta as diferenças entre a indicação dos Dogmáticos e a dos Metódicos. Ele simplesmente questiona por que os Metódicos não são denominados Dogmáticos, visto que ambos usam a indicação para prescrever os medicamentos.

143 "ἀμέλει καὶ ὅλην τὴν αἵρεσιν ἑαυτῶν οὕτως ὁρίζονται γνῶσιν φαινομένων κοινοτήτων, καὶ ἵνα μὴ κοινὸς ὁ ὅρος εἶναι δοκῇ ταῖς ἄλλαις ἁπάσαις τέχναις, καὶ γὰρ κἀκείνας γνώσεις εἶναι νομίζουσι φαινομένων κοινοτήτων, διὰ τοῦτο προστιθέασιν, ἀκολούθων τῷ τῆς ἰατρικῆς τέλει."

144 οἱ πλεῖστοι δ' ἄμφω συνθέντες γνῶσιν εἶναι φαινομένων κοινοτήτων τὴν μέθοδόν φασι συμφώνων καὶ ἀκολούθων τῷ τῆς ἰατρικῆς τέλει: tem-se aqui a terceira definição da Escola Metódica.

145 Téssalo: a antiga doxografia do Metodismo relata que o fundador da escola foi Themison de Laodiceia, discípulo de Asclepíades de Bitínia, e Téssalo de Tralles foi quem a consolidou (Gal. XIV K 684). Téssalo era notoriamente autoassertivo, isto é, pregava contra todas as outras doutrinas, exceto a sua própria. Ele deve ser o responsável pelas mudanças nos ensinamentos de Temison. Galeno toma Téssalo como o objeto de seu ataque contra os Metódicos que lhe eram contemporâneos em geral. Téssalo aparece descrito por Galeno como um charlatão que possuía gana por dinheiro, arrogância, a retórica da eficácia em tudo o que ele empreendia, acusando Hipócrates de dar conselhos prejudiciais e criticando os *Aforismos* (Gal. X K8). Cf. Vegetti, Pigeaud, Edelstein, Nutton.

146 προσεχῶν καὶ ἀναγκαίων πρὸς ὑγίειαν: a quarta definição da Escola Metódica proposta por Téssalo: "o conhecimento das coisas aparentes em geral conectados e necessários à saúde". A inovação da definição de Téssalo encontra acolhida e sintonia entre "aparentes" e "necessários", isto é, aquilo que possui o conhecimento da prática da medicina e determina o tratamento é a generalização dos aparentes.

Sobre as escolas de medicina para os iniciantes

147 καὶ τοὺς μὲν ἐμπειρικοὺς τήρησιν ἐπὶ τοῖς φαινομένοις, αὐτοὺς δ' ἔνδειξιν ἔχειν: neste momento de síntese, Galeno demonstra de forma analítica as diferenças entre as escolas:

DIFERENÇAS ENTRE EMPIRISTAS E METÓDICOS
1. Metódicos se distinguem pela indicação, ainda que ambos investiguem o aparente.
2. O método dos Empiristas de investigação do aparente é diferente.
3. Empiristas consideram as coisas não evidentes como incognoscíveis e os Metódicos como inúteis.

148 O texto sustenta que o motivo da jactância do Metodismo era a atitude polêmica ante o tratamento e à teoria dos médicos, principalmente daqueles que possuem uma origem hipocrática. Certamente, desde Arcágato havia entre os romanos uma reação contra a medicina grega. O encontro da medicina grega com a tradição romana impactou os rumos da arte grega de curar. Plínio relatou que o povo romano se mostrou receptivo e ávido por assimilar uma nova *techne* (Plin.*HN.* 29.11). Com a chegada de Arcágato (Plin. *HN.* 29.12,13), filho de Lisanias – o primeiro médico que foi do Peloponeso a Roma –, os romanos se alegraram, concedendo-lhe cidadania e um lugar para exercer seu ofício. Ele foi conhecido como "cirurgião" (*vulnerarium*), mas, por sua selvageria (*saevitia*) ao amputar e cauterizar seus pacientes, eles modificaram seu epíteto para "carrasco" (*carnificem*). Essa história de Plínio (Gourevitch, 1984, p.289-321) ilustra o movimento anti-hipocrático de uma parcela da sociedade romana, em que os médicos gregos aparecem na literatura romana como hipócritas, covardes, adúlteros, amantes das riquezas, mentirosos, envenenadores e assassinos. No imaginário popular, Catão exortara seu filho a nunca se consultar com um médico grego, pois, ao difundirem sua cultura, os helenos corrompem tudo, além de os gregos conjurarem matar todos os estrangeiros com sua medicina, cobrando para inspirar confiança e assassinar sem problemas (Plin.*HN.* 29.14). Voltando ao Metodismo, parece-nos que sua fama cresceu nesse sentimento anti-hipocrático de uma parcela da população da época.

149 τοὐναντίον γὰρ ἅπαν αὐτὴν μὲν βραχεῖαν εἶναι, τὸν δὲ βίον μακρόν: este é um ataque ao aforismo (Hp.*Aph.* 1.1) atribuído pela tradição a Hipócrates. Segundo ele, a vida curta é contraposta à infinidade de

coisas para se aprender na arte médica. O Metódico propõe o contrário: uma arte curta que vise a uma vida longa, isto é, a medicina poderia ser aprendida em seis meses e visaria somente àquilo que é útil ao ser humano.

150 ὑπειλημμένων: com a exclusão das falsas suposições da medicina e com as generalidades, o médico atingirá o "benéfico". Dessa forma, a medicina se revelará uma ciência clara e simples, podendo ser transmitida em sua totalidade em seis meses.

151 χειρουργίαν: *cheirotechnes* e *cheirourgos* eram designações do médico em geral na Grécia dos séculos V e IV a.C., e literalmente significavam "aquele que trabalha manualmente" (Hp.*VM* 1). Nessa sentença, cirurgia assume o significado de fazer incisões e segue a tríplice divisão da medicina realizada em Alexandria (dietética, cirúrgica e farmacológica).

152 Aqui Galeno emprega uma ironia. Percebe-se também o conceito de negligência médica como parâmetro para acusar os Metodistas.

153 Apesar das divergências, há acordos entre Empiristas e Dogmáticos sobre o uso dos remédios. Entretanto, os Metódicos se distanciam desse acordo.

154 Os Metódicos não desprezam os juízos racionais, visto que eles os admitem ao lado dos aparentes. Galeno propõe que os juízos racionais sejam analisados posteriormente, devido a sua complexidade para seu público-alvo, isto é, os iniciantes. Isso significa que os Metódicos tentaram simplificar a medicina, entretanto não decorre que seu "fundamento epistemológico" seja simples. Por essa causa, Galeno aventa começar pela investigação dos aparentes.

155 ἐπισκεψώμεθα: ὁρῶ τά γιγνόμενα; ἐπισκοπεῖ δ' ὁ ἐπίσκοπος (VMGA): "inspecionar", "observar", "considerar", "examinar consigo mesmo", "visitar" (a visita do médico), "meditar" (LSJ). Atividade pela qual os céticos adquiriram a própria alcunha – "céticos" = "investigadores".

156 κρίσεως: nesse contexto, o termo κρίσις possui o sentido amplo de "juízo". No *Corpus hippocraticum*, κρίσις é o momento de determinação de uma doença, como em um julgamento nos tribunais (Hp. *VM* 19). Nesse instante, a enfermidade pode melhorar ou piorar, e por isso o médico deveria observar os dias críticos, ou seja, anotar o dia dos primeiros sintomas e atentar para o dia fixo em que a enfermidade pode caminhar para a cura ou para a morte.

Sobre as escolas de medicina para os iniciantes

157 Em resumo, a crítica dos Metódicos se alicerça no seu conceito de "afecção", a saber, o efeito de certas circunstâncias no corpo (tais como esfriamentos e aquecimentos, abundâncias e carências, fadigas e repousos). Os Empiristas e os Dogmáticos se preocupam com as circunstâncias; os Metódicos, contudo, defendem que elas já passaram e os seus efeitos (isto é, a afecção) ainda não, logo eles devem ser curados.

158 ἀδήλων καὶ συνεκτικῶν ... αἰτίων: se os Metódicos afirmam a causa procatártica do evidente, então negam seu contrário, ou seja, o não evidente e o complexo (συνεκτικῶν). Isso implicaria uma recusa das causas externas, tais como as estações do ano, idade e locais, que são os princípios basilares da medicina hipocrática. Mesmo se o médico não conhecer a causa da afecção, a enfermidade por si é suficiente para indicar a terapia; assim, uma enfermidade de fluxo indicaria (*endeixis*) um tratamento de retenção.

159 πολυπραγμονεῖσθαι: "estar ocupado com muitas coisas", "ser um intrometido e curioso", "interferir" (LSJ, BDAG).

160 Como indicam as aspas, todo o capítulo VIII (1.87.10-1.92.20) pode ser considerado uma reprodução da réplica dos Empiristas, em que Galeno fala como se fosse um deles.

161 ἐπαγγέλλομαί - ὑπισχνέομαι (VMGA): "anunciar", "proclamar", "professar" (LSJ).

162 πολλάκις ἐθεασάμην: o alicerce dos Empiristas era a observação ou memória de coisas que se viu acontecer com frequência e de maneira semelhante.

163 Galeno propõe uma metáfora da direção, ou seja, a afinidade metodológica (lit. "caminho") do Empirista segue os aparentes, move-se em direção a quem os considera e vira as costas a quem os despreza.

164 A expressão "vitória cadmeia" (καδμεία νίκη) pode ser comparada à expressão "vitória de Pirro". Ela aparece em Heródoto (Hdt. 1.166) e se refere a uma vitória que muitas vezes acarreta um desastre para os vencedores, uma *possível* alusão ao momento em que Cadmo enviou seus companheiros para buscar água em uma fonte para o sacrifício e um dragão que guardava a fonte os matou. Cadmo, então, aniquilou o dragão e semeou seus dentes, dos quais surgiram guerreiros armados que mataram uns aos outros até que sobrassem cinco deles. Outra possibilidade seria uma alusão ao mito tebano

de Etéocles e Polinices, em que os dois irmãos lutam pelo poder e acabam mortos (Harvey, 1937, p.83-4).

165 Seguir os aparentes não implica uma rejeição total das causas. Os Empiristas defendem a existência das afecções naturais (sem causa evidente) e das afecções causais (com causa produtiva perceptível). Essa última deveria ser considerada como um aparente.

166 A idade faz parte do conjunto de aparentes que devem ser levados em consideração ao se prescrever uma terapia.

167 φλεβοτομουμένους: composto de φλέβα e τομία, indicando a incisão nas veias (EDG). Em Galeno, esse vocábulo denota também a sangria terapêutica (DMTG).

168 πλευριτικοὺς: *pleuritis* é uma enfermidade respiratória aguda, como a atual pleurisia.

169 Pouco se sabe sobre a vida de Hipócrates, pois ela está envolta em lendas e anedotas que variam de acordo com seus detratores ou simpatizantes. Sabe-se, entretanto, que o médico de Cós obteve fama durante sua vida. Isso foi atestado por Platão (Pl.*Prt* 311b-c; Pl.*Phdr* 270c-d) e Aristóteles (Arist.*Pol.* 1326a). Platão, além de confirmar a reputação do médico de Cós, descreveu o seu método no *Fedro*. Essa descrição deu origem a uma *vexata quaestio* denominada Questão Hipocrática, a qual se prolongou até a segunda metade do século XX (Lloyd, 1975, p.171-92). A medicina grega não deve ter coincidido com a hipocrática, porque não há provas apodíticas sobre o núcleo dos ensinamentos do médico de Cós. O *Corpus hippocraticum*, coletânea de 130 obras atribuídas a Hipócrates, possui uma pluralidade conceitual e estilística, além de revelar uma polêmica interna, assim impossibilitando sua atribuição a um único autor.

170 Citação literal dos *Aforismos* (Hp.*Aph.* 4.5): ὑπὸ κύνα καὶ πρὸ κυνὸς ἐργώδεες αἱ φαρμακεῖαι. No *Aforismo* não há nenhuma menção a purgantes, já que ali se emprega o termo φαρμᾰκεῖᾱ. Entretanto, o contexto da Quarta Seção nos autoriza a interpretar esse vocábulo como "drogas purgantes". O redator hipocrático defende que durante as fortes ondas de calor (i.e., a canícula) não é recomendado o uso de fármacos desopilantes.

171 Φαρμακεύειν. Outra citação literal dos *Aforismos* (Hp.*Aph.* 4.4): Φαρμακεύειν θέρεος μὲν μᾶλλον τὰς ἄνω, χειμῶνος δὲ τὰς κάτω. Novamente, o contexto original da Quarta Seção dos *Aforismos* nos permite traduzir o verbo φαρμᾰκεύω por "purgar". Ressalta-se que em outros

tratados do *Corpus hippocraticum* esse verbo e sua família possuem o sentido de purgar (Hp.*Acut.Sp.* 55).

172 οἰκείας: "dentro ou fora da casa", "domicílio", "pátria" (LSJ).

173 Πραττομένοις: os Empiristas criticam a prática terapêutica dos Metódicos, porque eles requerem a mesma terapia sem considerar as partes do corpo.

174 στυπτηρία é um nome empregado para qualquer grupo de substâncias adstringentes contendo alume ou sulfato ferroso (LSJ).

175 Agora Galeno concede a voz aos Dogmáticos, de modo que parte dessa seção pode ser denominada "Réplica dos Dogmáticos".

176 Os Dogmáticos se aliam aos Empiristas e chamam as teses metódicas de insalubres.

177 φαινομένων κοινοτήτων: o ataque dos Dogmáticos aos Metódicos parte da "generalidade".

178 κοτύλας: "pequeno recipiente", "copo", "medida líquida contendo quase meio litro" (LSJ).

179 οὐκ ἐνδέχεται δὲ ταύτην οὐδεμιᾷ τῶν αἰσθήσεων φαίνεσθαι: os Metódicos sustentam que as generalidades são visíveis e, ao mesmo tempo, que o fluxo é proveniente das condições do corpo, que são invisíveis. Os Dogmáticos entendem que essas afirmações são contraditórias.

180 λεπτοῖς ἐντέροις: Galeno discute a parte do intestino delgado que emerge diretamente do estômago entre o jejuno e a parte inferior do estômago, e aponta uma continuação do jejuno e do intestino delgado.

181 νῆστιν: *intestinum jejunum*, por quase sempre estar vazio nas autópsias (DMTG).

182 ἀληθείας ζήτησιν: outra tradução possível seria "inquirição da verdade", já que Galeno emprega uma metáfora judiciária e acusa os Metódicos de serem indolentes no ato, realizado por autoridade competente (o médico), de investigar as testemunhas (sinais, condições corporais etc.) sobre determinado fato (verdade).

183 ἀσκέπτως: "desconsiderado", "irrefletido".

184 Nesse momento Galeno parece ter se esquecido de que são os Dogmáticos que estão falando, e não ele. Ele indica um tratado sobre as afecções primevas e genéricas e, em seguida, dirige-se aos principiantes (1.98.10). Depois dessa digressão, Galeno parece retomar o argumento da réplica dos Dogmáticos (1.99.5).

Referências bibliográficas

Dicionários

BEEKES, R. (**EDG**) *Etymological Dictionary of Greek*. Leiden: Brill, 2010.
CARUSO, E. (**VMGA**) *Vocabolario Monolingue di Greco Antico*. Roma: Emiliano Caruso, 2014.
CHANTRAINE, P. (**DELG**) *Dictionnaire Étymologique de la Langue Grecque*: histoire des mots. Paris: Éditions Klincksieck, 1968.
DIGGLE, J. (**CGL**) *The Cambridge Greek Lexicon*. Cambridge: Cambridge University Press, 2021.
DURLING, R. J. (**DMTG**) *A Dictionary of Medical Terms in Galen*. Leiden: Brill, 1993.
KÜHN, J.-H.; FLEISCHER, U. (**IH**) *Index Hippocraticus*. Gottinga: Vandernhoeck & Ruprecht, 1989.
LIDDELL, H. G.; SCOTT, R.; JONES, H. S. (**LSJ**) *A Greek-English Lexicon*. Oxford: Clarendon Press, 1996.
MONTANARI, F. (**BDAG**) *The Brill Dictionary of Ancient Greek*. Leiden: Brill, 2015.

Edições

HELMREICH, G. (Ed.) *Claudii Galeni Pergameni Scripta minora III*. Leipzig: B. G. Teubneri, 1893. p.1-32.

KÜHN, G. *Galeni opera omnia*. vol. I. Leipzig: B. G. Teubneri, 1821. p.64-105.

Fontes primárias

BAILEY, D. R. S. *Cicero. Letters to Atticus*. Volume I. Cambridge: Harvard University Press, 1999.

BALME, D. M. *Aristotle. History of Animals*. Volume III: Books 7-10. Cambridge: Harvard University Press, 1991.

BURY, R. G. *Sextus Empiricus. Outlines of Pyrrhonism*. Cambridge: Harvard University Press, 1933.

_____. *Plato. Timaeus. Critias. Cleitophon. Menexenus. Epistles*. Cambridge: Harvard University Press, 1929.

DE LACY, P. *Galeni. De Placitis Hippocratis et Platonis*. Berlin: Akademie Verlag, 2005.

DIELS, H.; KRANZ, W. *Die Fragmente Der Vorsokratiker*: Mit Nachtrag Von Walther Kranz. Band 1. New edition. Zürich: Weidmannsche Verlagsbuchhandlung, 1992.

DIXSAUT, M. Platon. République. In: BRISSON, L. (dir.). *Platon. Oeuvres Complètes*. Paris: Éditions Flammarion, 2011.

DRABKIN, I. E. *Caeulius Aurelianus. On Acute Disease and On Chronic Disease*. Chicago: The University of Chicago Press, 1950.

FOWLER, H. N. *Plato. Euthyphro. Apology. Crito. Phaedo. Phaedrus*. Cambridge: Harvard University Press, 1914.

FREESE, J. H. *Aristotle. Art of Rhetoric*. Cambridge: Harvard University Press, 1926.

GAROFALO, I. *Erasistrati Fragmenta*. Pisa: Giardini, 1988.

GODLEY, A. D. *Herodotus. The Persian Wars*. Volume III: Books 5-7. Loeb Classical Library. Cambridge: Harvard University Press, 1922.

_____. *Herodotus. The Persian Wars*, Volume II: Books 3-4. Loeb Classical Library. Cambridge: Harvard University Press, 1921.

_____. *Herodotus. The Persian Wars*. Volume I: Books 1-2. Loeb Classical Library. Cambridge: Harvard University Press, 1920.

HANKINSON, R. J. *Galen*: On the Therapeutic Method. Books I and II. Oxford: Clarendon Press, 1991.

HICKS, R. D. *Diogenes Laertius. Lives of Eminent Philosophers*. Volume I: Books 1-5. Loeb Classical Library. Cambridge: Harvard University Press, 1925.

HORT, A. F. *Theophrastus. Enquiry into Plants*. Volume II: Books 6-9. On Odours. Weather Signs. Cambridge: Harvard University Press, 1916.

JOHNSTON, I. *Galen. On Diseases and Symptoms*. Cambridge: Cambridge University Press, 2006.

JOLY, R. *Hipocrate. Du Regime*. Berlin: Akademie Verlag, 1984.

JONES, W. H. S. *Pliny*: Natural History. Volume VIII: Books 28-32. Index of Fishes. Cambridge: Harvard University Press, 1963.

_____. *Hippocrates. Ancient Medicine. Airs, Waters, Places. Epidemics I and III. The Oath. Precepts. Nutriment. Cambridge:* Harvard University Press, 1948.

_____. *Hippocrates. Nature of Man. Regimen in Health. Humours. Aphorisms. Regimen 1-3. Dreams. Heracleitus: On the Universe*. Cambridge: Harvard University Press, 1931.

_____. *Hippocrates. Prognostic. Regimen in Acute Diseases. The Sacred Disease. The Art. Breaths. Law. Decorum. Physician (Ch. 1). Dentition*. Cambridge: Harvard University Press, 1923.

KÜHN, K. G. *Galeni opera omnia*. Vols. I-XX. Leipzig: B. G. Teubneri, 1821-1833.

LAKS, A.; MOST, G. *Early Greek Philosophy*. Volume VIII: Sophists, part I. Cambridge: Harvard University Press, 2016.

LAMB, W. R. M. *Lysias*. Cambridge: Harvard University Press, 1930.

_____. *Plato. Laches. Protagoras. Meno. Euthydemus*. Cambridge: Harvard University Press, 1924.

LAMOREAUX, J. C. (ed. & trad.). *Hunayn ibn Ishaq on His Galen Translations*. Utah: Brigham Young University Press, 2016.

MURRAT, A. T. *Homer. Iliad*. Volume II: Books 13-24. Cambridge: Harvard University Press, 1925.

MURRAT, A. T. *Homer. Odyssey*. Volume I: Books 1-12. Cambridge: Harvard University Press, 1919.

PERILLI, L. *Galeni. Vocum Hippocratis Glossarium*. Berlin: Walter de Gruyter, 2017.

POTTER, P. *Hippocrates. Diseases of Women 1-2*. Cambridge: Harvard University Press, 2018.

_____. *Hippocrates. Places in Man. Glands. Fleshes. Prorrhetic 1-2. Physician. Use of Liquids. Ulcers. Haemorrhoids and Fistulas*. Cambridge: Harvard University Press, 1995.

_____ *Hippocrates. Diseases 3. Internal Affections. Regimen in Acute Diseases*. Cambridge: Harvard University Press, 1988.

RACKHAM, H. *Cicero. On the Orator*. Books 1-2. Cambridge: Harvard University Press, 1942.

_____. *Pliny. Natural History*. Volume II: Books 3-7. Cambridge: Harvard University Press, 1942.

_____. *Aristotle. Politics*. Loeb Classical Library. Cambridge: Harvard University Press, 1932.

_____. *Aristotle. Nicomachean Ethics*. Cambridge: Harvard University Press, 1926.

SERBAT, G. *Celse. De la médecine*. Tome I: Livres I et II. Paris: Les Belles Lettres, 2002.

SEXTO EMPÍRICO. *Contra os retóricos*. Trad. R. P. Brito e R. Huguenin. São Paulo: Editora Unesp, 2013.

_____. *Contra os gramáticos*. Trad. R. P. Brito e R. Huguenin. São Paulo: Editora Unesp, 2015.

_____. *Contra os astrólogos*. Trad. R. P. Brito e R. Huguenin. São Paulo: Editora Unesp, 2019.

SMITH, C. F. *Thucydides. History of the Peloponnesian War*. Volume I: Books 1-2. Cambridge: Harvard University Press, 1919.

SMITH, W. D. *Hippocrates. Epidemics 2, 4-7*. Cambridge: Harvard University Press, 1994.

SOMMERSTEIN, A. H. *Aeschylus. Persians. Seven against Thebes. Suppliants. Prometheus Bound*. Cambridge: Harvard University Press, 2009.

VON ARMIN, I. *Stoicorum Veterum Fragmneta*. Volume II. Chrysippi Fragmenta Logica et Physica. Stuttgart: D. G. Teubner, 1964.

UNSENER, H. *Epicurea*. Cambridge: Cambridge University Press, 2010 (1887).

WALBRIDGE, J. *Alexandrian Epitomes of Galen*. Vol. 1: On the Medical Sects for Beginners; Small art of Medicine; On the Elements According to the Opinion of Hippocrates. A parallel English-Arabic text translated, introduced and annotated. Utah: Brigham Young University Press, 2014.

WALZER, R.; FREDE, M., *Galen. Three treatises on the nature of science: On the sects for beginners; An outline of empiricism: On medical experience*. Indianapolis: Hackett Publishing Company, 1985.

WEST, M. *Iambi et elegi Graeci ante Alexandrum cantati*. Vol. 2: Callinus. Mimnermus. Semonides. Solon. Tyrtaeus. Minora adespota. Oxford: Clarendon Press, 1972.

Comentários

ALLEN, J. *Inference from Signs*. Oxford: Clarendon Press, 2001.

BALANSARD, A. *Techne dans les dialogues de Platon*: l'empreinte de la Sophistique – International Plato Studies 14. Berlin: Academia Verlag, 2001.

BARNES, J. Galen on Logic and Therapy. In: DURLING, R. J.; KUDLIEN, F. *Galen's Method of Healing*: Proceedings of the 1982 Galen Symposium. Leiden: Brill, 1991. p.50-102.

BILBIJA, J. The Stuff of Dreams: Substances and Dreams in Greek and Latin Literature. In: OBERHELMAN, S. M. (ed.). *Dreams, Healing, and Medicine in Greece from Antiquity to the Present*. Texas: Ashgate, 2013. p.217-50.

BRITO, R. P. Sobre o *De Sectis* de Galeno e o empirismo de Sexto Empírico. *Sképsis*, n.17, 2018.

_____. Por que o estudo de Galeno pode contribuir para a compreensão de Sexto Empírico? (tradução de Galeno, *Das seitas médicas para*

os iniciantes, 1.64.1-1.69.5, bilíngue, com introdução). *Prometeus*, v.9, n.19, 2016.

BRITO, R. P. *The Skeptical Dynamis and its Pragmatic Possibilities.* Suíça: Springer International Publishing, 2022.

DURLING, R. J. "Endeixis" as a scientific term: (B) "Endeixis" in authors other than Galen and its Medieval Latin equivalents. In: DURLING, R. J.; KUDLIEN, F. *Galen's Method of Healing*: Proceedings of the 1982 Galen Symposium. Leiden: Brill, 1991. p.112-3.

EDELSTEIN, L. The Methodists. In: TEMKIN, O.; TEMKIN, C. L. *Ancient Medicine*: Selected Papers of Ludwig Edelstein. Baltimore: John Hopkins Press, 1967. p.173-94.

FREDE, M. *Essays in Ancient Philosophy*. Minneapolis: University of Minnesota Press, 1987.

GOUREVITCH, D. *Le Triangle hippocratique dans le monde Gréco-Romain*: le malade, sa maladie et son médecin. Roma: École Française de Rome, 1984.

GRMEK, M. D. *Diseases in the Ancient Greek World*. Baltimore: Johns Hopkins University Press, 1991.

HARVEY, P. *The Oxford Companion to Classical Literature*. Oxford: Clarendon Press, 1937.

JOUANNA, J. *Hippocrate. Maladies II*. Paris: Les Belles Lettres, 1983.

KUDLIEN, F. Endeixis as a Scientific Term: (A) Galen's Usage of the Word (in Medicine and Logic). In: DURLING, R. J.; KUDLIEN, F. *Galen's Method of Healing*: Proceedings of the 1982 Galen Symposium. Leiden: Brill, 1991. p.103-11.

LÖBL, R. *Techne – Texhne: Untersuchung zur Bedeutung dieses Wortes in der Zeit von Homer bis Aristoteles*. Würzburg: Königshausen & Neumann, 1997.

LLOYD, G. E. R. *Polarity and Analogy*: Two Types of Argumentation in Early Greek Thought. Cambridge: Hackett Publishing Company, 1992.

_____. *The Hippocratic Question. Class Q*, v.25, n.2, p.171-92, 1975.

MANSFELD, J. Sources. In: ALGRA, K.; BARNES, J.; MANSFELD, J. *The Cambridge History of Hellenistic Philosophy*. Cambridge: Cambridge University Press, 1999. p.3-30.

MATSUI, S. Galeno e a "biografia bioética" de Hipócrates: um exemplo de um médico-filósofo a ser imitado. *Prometeus*, n.28, p.27-41, 2018.

NIKOLOVA, V. Homeopathy vs. Allopathy in Hippocratic Writings. In: GAROFALO, I.; LAMI, A.; MANETTI, D.; ROSELLI, A. *Aspetti della Terapia nel Corpus Hippocraticum*: Atti del IX Colloque International Hippocratique. Firenze: Leo S. Olschki Editore, 1999. p.89-105.

NUTTON, V. *Ancient Medicine*. London, New York: Routledge, 2004.

PHILIPS, E. D. *Aspects of Greek Medicine*. Philadelphia: The Charles Press, 1987.

PIGEAUD, J. L'Introduction du Méthodisme à Rome. In: HAASE, W. *Aufstieg und Niedergang der Römischen* Welt. Teil II, Band 37, 1 Teilband. Berlin, New York: Walter de Gruyter, 1993. p.565-99.

PINAULT, J. R. *Hippocratic Lives and Legends*. Leiden: Brill, 1992.

SCARBOROUGH, J. The Galenic Question. *Sudhoffs Archiv*, Stuttgart, tomo 65, H. 1, p.1-31, 1981.

SCHIEFSKY, M. J. *Hippocrates*: On Ancient Medicine. Leiden: Brill, 2005.

SKODA, F. *Médecine ancienne et métaphore. Le vocabulaire de l'anatomie et de la pathologie en grec ancien*. Paris: Peeters; Selaf, 1988.

TIELEMAN, T. Methodology. In: HANKINSON, R. J. *Cambridge Companion to Galen*. Cambridge: Cambridge University Press: 2008. p.49-65.

VAN BROCK, N. *Recherches sur le vocabulaire medical du grec ancien soins et guerison*. Paris: Klincksieck, 1961.

VAN DER EIJK, P. Therapeutics. In: HANKINSON, R. J. *Cambridge Companion to Galen*. Cambridge: Cambridge University Press: 2008. p.283-303.

_____. Historical Awareness, Historiography and Doxography in Greek and Roman Medicine. In: VAN DER EIJK, P. J. (ed.). *Ancient Histories of Medicine*: Essays in Medical Doxography and Historiography in Classical Antiquity. Leiden: Brill, 1999. p.1-31.

VEGETTI, M. Galeno: *Nuovi scritti autobiografici*. Roma: Carocci Editore, 2003.

_____. Culpability, Responsibility, Cause: Philosophy, Historiography, and Medicine in the Fifth Century. In: LONG, A. A. (ed.). *The Cambridge Companion to Early Greek Philosophy*. Cambridge: Cambridge University Press, 1999. p.271-89.

_____. L'immagine del medico e lo statuto epistemologico della medicina in Galeno. In: HAASE, W. *Aufstieg und Niedergang der Römischen Welt*. Teil II, Band 37, 2 Teilband. Berlin, New York: Walter de Gruyter, 1994. p.1672-717.

VON STADEN, H. Dynamis: The Hippocratics and Plato. In: BOUDOURIS, K. J. *Filosofia e medicina*. v.II. Atenas: Ionia Verlag, 1998. p.262-79.

_____. Hairesis and Heresy: The Case of the *haireseis iatrikai*. In: SANDERS, E. P.; MEYER, B. F. *Jewish and Christian Self-Definition*. v.3: Self-Definition in the Graeco-Roman World. Philadelphia: Fortress Press, 1982. p.76-100.

SOBRE O LIVRO

Formato: 13,7 x 21 cm
Mancha: 23 x 44 paicas
Tipologia: Venetian 301 12,5/16
Papel: Off-white 80 g/m² (miolo)
Cartão Supremo 250 g/m² (capa)
1ª *edição Editora Unesp*: 2022

EQUIPE DE REALIZAÇÃO

Edição de texto
Marcelo Porto (Copidesque)
Tulio Kawata (Revisão)

Capa
Vicente Pimenta

Editoração eletrônica
Eduardo Seiji Seki

Assistência editorial
Alberto Bononi
Gabriel Joppert

Rua Xavier Curado, 388 • Ipiranga - SP • 04210 100
Tel.: (11) 2063 7000 • Fax: (11) 2061 8709
rettec@rettec.com.br • www.rettec.com.br